64 Recettes Naturelles Contre les Maladies Cardiaques:

Démarrez un Régime Sain Pour Votre Cœur Grâce à ces Recettes et Changez Votre Vie Pour Toujours!

Par

Joe Correa CSN

DROITS D'AUTEURS

Cette publication est conçue pour apporter des informations exactes et faisant autorité dans le domaine traité. Nous informons le lecteur que ni l'éditeur ni l'auteur n'ont de compétences à délivrer des conseils médicaux. Si vous avez besoin d'assistance ou de conseils médicaux, consultez votre médecin. Ce livre doit être considéré comme un guide et il ne devrait, en aucune manière, être utilisé au détriment de votre santé. Demandez l'avis de votre médecin avant de commencer ce programme nutritionnel pour vous assurer qu'il vous convient.

REMERCIEMENTS

Ce livre est dédié à mes amis et aux membres de ma famille qui ont soufferts de maladies bégnines ou plus graves, afin qu'ils puissent trouver une solution et faire les changements nécessaires dans leur mode de vie.

64 Recettes Naturelles Contre les Maladies Cardiaques:

Démarrez un Régime Sain Pour Votre Cœur Grâce à ces Recettes et Changez Votre Vie Pour Toujours!

Par

Joe Correa CSN

SOMMAIRE

À PROPOS DE L'AUTEUR

Après des années de recherches, je crois sincèrement aux effets positifs qu'une alimentation appropriée peut avoir sur le corps et l'esprit. Mes connaissances et mon expérience, que j'ai partagées avec ma famille et mes amis, m'ont aidé à améliorer ma santé tout au long de ma vie. Je suis persuadé que plus vous en saurez sur la manière de manger et boire sainement, plus vous souhaiterez changer votre mode de vie et votre alimentation.

La nutrition est un élément clé pour être en bonne santé et vivre plus longtemps, alors commençons dès aujourd'hui. Le premier pas est le plus important, il est aussi le plus symbolique.

INTRODUCTION

64 Recettes Naturelles Contre les Maladies Cardiaques: Démarrez un Régime Sain Pour Votre Cœur Grâce à ces Recettes et Changez Votre Vie Pour Toujours!

Par Joe Correa CSN

Les maladies cardiaques sont un problème sérieux que l'on retrouve partout dans le monde. Le manque d'exercice et un régime inapproprié, entre autres habitudes peu saines, peuvent affecter négativement notre système cardiovasculaire. Effectuer des changements consistants dans votre alimentation est le pas le plus important pour vous offrir un cœur plus fort et une vie plus longe.

En choisissant une alimentation plus saine, vous réduisez grandement vos chances de souffrir de maladies ou d'attaques cardiaques. Un régime pauvre en graisses saturée et Trans est essentiel. Les fruits et légumes, riches en fibres, les céréales complètes et le poisson sont d'excellentes options. Ces recettes vous aideront à concocter de délicieux plats tout en vous gardant dans le bon chemin vers un cœur sain.

Faites les changements qui vous permettront de profiter d'une vie plus active et plus heureuse.

64 RECETTES NATURELLES CONTRE LES MALADIES CARDIAQUES: DEMARREZ UN REGIME SAIN POUR VOTRE CŒUR GRACE A CES RECETTES ET CHANGEZ VOTRE VIE POUR TOUJOURS!

1.   Patates Douces Cuites Deux Fois

Adaptation des pommes de terre au four, ces patates douces sont riches en Magnésium. Le Magnésium a des propriétés anti-stress et il favorise la relaxation, réduisant ainsi la charge imposée à votre cœur et contribuant à une activité cardiaque saine.

Ingrédients

- 2 patates douces, nettoyées et percées à plusieurs reprises avec une fourchette
- 2 tranches de bacon, cuit et coupé en morceaux
- 2 cuillères à café d'huile d'olive extra vierge
- 2 cuillères à soupe de yaourt grec entier
- 1/4 de cuillère à café de cannelle moulue
- 1/2 tasse de Feta émiettée
- 1/3 de tasse de ciboulette hachée

Préparation

Préchauffez votre four à 200°C.

Mettez les patates douces sur une plaque et faites cuire 45 à 50 minutes, jusqu'à ce qu'elles soient tendres. Laissez refroidir.

Une fois que vous pouvez les manipuler, retirez la plus grande partie de la chair des patates douces, et laissez la peau former un bateau ou une coupelle. Ecrasez les patates et mélangez avec une cuillère à café d'huile d'olive, le yaourt grec, la cannelle, le sel et le poivre.

Mettez les peaux sur la plaque. Replacez les patates écrasées à l'intérieur. Saupoudrez de Feta et, à l'aide d'une fourchette, faites entrer un peu de fromage dans les patates douces. Arrosez avec les restes d'huile d'olive et remettez au four. Laissez cuire 5 minutes supplémentaires.

Saupoudrez de ciboulette et servez.

Informations Nutritionnelles:

Calories totales : 306

Vitamines : Vitamine A 972 μg, Vitamine B12 1.0 μg, Phosphore 319mg,

Sucres : 11g

2.   Poulet aux légumes d'Eté

Riches en Magnésium et autres vitamines et minéraux essentiels, les courgettes aident à réguler le flux sanguin et à maintenir une activité cardio-vasculaire saine. Notre corps utilise le Magnésium de plus de 300 façons différentes, dont beaucoup concernent le cœur.

Ingrédients

- 4 blancs de poulet désossés et sans peau
- 1 courgette de taille moyenne, coupée en quartiers
- 1 courge jaune, coupée en quartiers
- 1 tasse de tomates cerises, coupées en deux
- 1/2 tasse de Parmesan râpé
- 2 cuillères à soupe d'huile d'olive extra vierge
- 1 cuillère à café de thym séché
- 2 gousses d'ail, en rondelles

Préparation:

Préchauffez le four à 180°C.

Mélangez les courgettes, la courge, l'ail, les tomates cerises et le thym dans de l'huile d'olive. Mettez dans le fond d'un plat de 33 x 22 cm. Ajoutez les blancs de poulet dans le plat et recouvrez de Parmesan.

Faites cuire 35 à 40 minutes, jusqu'à ce que le poulet soit bien cuit. Servez sur les légumes.

Informations Nutritionnelles:

Calories totales : 387

Vitamines : Vitamine B6 1.2 µg, Vitamine C 20mg, Phosphore 475mg, Sélénium 46 µg, Niacine 24mg

Sucres : 7g

3.   Salade aux Super-Aliments

La combinaison de légumes croquants et de saumon crée un mélange parfait d'Oméga-3 et de Vitamines B favorisant ainsi une meilleure fonction cardiaque. L'avocat, la myrtille et la grenade enrichissent cette salade de vitamines essentielles !

Ingrédients:

- 1/4 tasse de miel
- 1 cuillère à soupe de moutarde de grains
- 1 cuillère à soupe de moutarde de Dijon
- 1 cuillère à soupe d'huile d'olive extra vierge
- 1 gousse d'ail émincée
- 2 (110gr) morceaux de saumon, sans la peau
- 1/2 tasse de laitue romaine, grossièrement coupée
- 1/2 tasse de choux frisé, grossièrement coupé
- 1/2 tasse d'épinards
- 1/2 tasse de roquette
- 1/2 tasse de myrtilles fraîches
- 1/2 gros avocat, dénoyauté et coupé en tranches
- 2 cuillères à soupe de graines de grenade
- 2 tranches de bacon sans nitrate, cuites et émincées

Préparation:

Mélangez le miel, la moutarde de grains, la moutarde de Dijon et l'ail. Mettez la moitié de ce mélange dans un plat peu profond avec les morceaux de saumon. Laissez mariner deux heures. Mettez l'autre moitié du mélange au réfrigérateur et réservez pour la sauce.

Arrosez légèrement une poêle de spray de cuisson et faites chauffer à feu moyen. Faites revenir le saumon jusqu'à ce qu'il soit cuit.

Dans un saladier, mélangez la salade romaine, le chou frisé, les épinards et la roquette. Ajoutez de la sauce à votre goût. Séparez dans des bols individuels. Recouvrez de myrtilles, avocat, grenades, bacon et du saumon cuit. Arrosez avec le reste de la sauce selon votre goût.

Informations Nutritionnelles:

Calories Totales : 416

Vitamines : Vitamine A 138µg, Vitamine B6 0.6mg, Vitamine B12 2.6µg, Vitamine D 8µg, Vitamine K 87µg, Folate 107µg

Minéraux : Potassium 980mg, Magnésium 76mg, Phosphore 380mg, Sélénium 56µg, Niacine 10mg

Sucres : 3g

4.   Salade Chaude au Chou Frisé et aux Agrumes

Le mélange du chou frisé et du citron crée une combinaison alimentaire puissante. Le citron ne fait pas qu'équilibrer le goût prononcé du chou, il permet d'associer le Fer à la Vitamine C. Chacun permet d'améliorer l'absorption de l'autre molécule offrant ainsi à votre corps tous les bienfaits de ces deux aliments.

Ingrédients:

- 1 cuillère à soupe d'huile d'olive
- 1/2 tasse de courgette, en dés
- 1/2 tasse d'aubergine, en dés
- 1/2 tasse de tomate, en dés
- 3 tasse de chou frisé, émincé
- 1 tasse d'épinards, hachés
- 1/2 tasse de noix, hachées
- 1 cuillère à soupe de miel
- 2 cuillères à soupe de jus de citron

Préparation:

Dans une poêle, faites chauffer l'huile d'olive à feu moyen. Ajoutez les courgettes, les aubergines et les tomates. Faites cuire jusqu'à ce que les légumes soient tendres.

Mélangez le chou et les épinards et divisez dans des bols individuels. Recouvrez du mélange de légumes et de noix.

Dans un bol, mélangez le miel et le jus de citron. Arrosez la salade de cette sauce et servez.

Informations Nutritionnelles:

Calories Totales : 521

Vitamines : Vitamine A 340µg, Vitamine B6 1mg, Vitamine C 78mg, Vitamine K 431µg

Sucres 7g

5.   Wrap d'Eté aux Epinards

Le céleri intégré dans cette recette, ou n'importe quelle autre, est faible en calories mais apporte des bienfaits importants pour votre cœur. Sans changer le goût de vos plats, le céleri augmente le flux d'oxygène de votre corps, contribuant ainsi à la bonne santé des cellules et de la fonction cardiaque.

Ingrédients:

- 1 blanc de poulet désossé et sans peau, déchiqueté
- 1 pomme de taille moyenne, en cubes
- 2 branches de céleri, émincées
- 2 cuillères à soupe d'oignons, émincés
- 3 cuillères à soupe de yaourt grec nature
- 2 cuillère à soupe de miel
- 1/2 tasse d'épinards
- 2 grandes tortillas au blé complet

Préparation:

Mélangez tous les ingrédients excepté les épinards et la tortilla.

Etalez les tortillas sur le plan de travail. Divisez les épinards entre les deux et recouvrez de la préparation au poulet. Rentrez les côtés des tortillas et roulez pour former un burrito. Servez.

Informations Nutritionnelles:

Calories totales : 256

Vitamines : Vitamine B6 0.6mg, Vitamine K 44µg

Minéraux : Phosphore 260mg, Sélénium 28µg, Niacine 6mg

Sucres : 15g

6.   Saumon Noir au Bok Choy

Le saumon n'est pas seulement plein de goût, il est aussi plein d'Oméga-3 et de Phosphore. Le Phosphore permet aux cellules cardiaque de se développer et de rester fortes tout en améliorant les fonctions cardio-vasculaires.

Ingrédients:

- 1 cuillère à soupe de thym séché
- 1 cuillère à café d'ail en poudre
- 1 cuillère à café d'oignon en poudre
- 1 cuillère à soupe d'origan séché
- 1 cuillère à soupe de paprika fumé
- 1 cuillère à café de poivre noir
- Une pincée de sel de mer
- 1 (180 gr) filet de saumon
- 2 cuillères à soupe d'huile d'olive
- 2 oignons verts, émincés
- 1 cuillère à soupe de racine de gingembre, râpée
- 2 gousses d'ail, râpées
- 2 tasses de bok choy, émincé
- 1 cuillère à soupe d'eau
- Le jus d'1/2 citron vert

Préparation:

Mélangez les épices dans un bol. Trempez chaque côté du saumon dans ces épices. Laissez reposer 5 à 10 minutes. Pendant ce temps, faites chauffer une cuillère à soupe d'huile d'olive dans une grande poêle à feu moyen. Une fois chaude, placez-y le saumon, peau vers le haut. Laissez cuire jusqu'à ce que le poisson commence à dorer et à croustiller. Retournez-le délicatement et faites cuire de l'autre côté jusqu'à ce qu'il dore. Retirez du feu et laissez reposer.

Dans une autre poêle, de taille moyenne, faites chauffer le reste d'huile. Ajoutez les oignons verts, le gingembre et l'ail. Faites cuire en remuant régulièrement, jusqu'à ce que le mélange commence à dorer. Ajoutez le bok choy et l'eau. Laissez cuire jusqu'à ce que le bok choy soit flétri et que l'eau se soit évaporée.

Servez le saumon sur le bok choy et arrosez de jus de citron.

Informations Nutritionnelles:

Calories totales : 559

Vitamines : Vitamine B6 0.8mg, Vitamine B12µg, Vitamine D 27µg, Vitamine K 57µg

Sucres : 4g

7.   Pâtes & Poulet à la Poêle

Pleine de Vitamine K, cette recette est un véritable carburant pour votre cerveau. La Vitamine K régule le taux de calcium améliorant la santé générale de votre cœur.

Ingrédients:

- 250 gr de blancs de poulet désossés, sans peau et coupés en morceaux de 2 cm d'épaisseur
- 3 cuillères à soupe d'huile d'olive extra vierge
- 3 gousses d'ail émincées
- 1 tasse de champignons, coupés
- 1 tasse de tomates cerises, coupées en deux
- 280 gr de spaghettis au blé complet, cuites
- 1/4 de tasse de basilic frais, haché
- 3/4 de tasse de Parmesan, râpé

Préparation:

Faites chauffer une cuillère à soupe d'huile d'olive dans une casserole ou une grande poêle à feu moyen. Ajoutez les morceaux de poulet, les champignons, et laissez cuire jusqu'à ce que le poulet soit doré et les champignons moelleux. Ajoutez l'ail et les tomates. Laissez cuire une minute supplémentaire.

Ajoutez le reste des ingrédients à l'exception du

Parmesan. Mélangez bien jusqu'à ce que tout soit cuit. Servez recouvert de parmesan.

Informations Nutritionnelles:

Calories totales : 381

Vitamines : Vitamine A 272 µg, Vitamine C 98g, Vitamine K 49 µg, Phosphore 384mg, Niacine 10mg

Sucres : 7g

8.　　Salade Grecque au Poulet & Sauce Tzatziki

Le mélange d'épinards et de noix fait de cette salade un plat riche en supers aliments aux accents méditerranéens. Les antioxydants protègent contre la dégénérescence des cellules alors que la Vitamine B apporte de l'énergie à vos cellules cardiaques, contribuant ainsi à une bonne circulation sanguine.

Ingrédients:

- 4 gousses d'ail, émincées
- 2 cuillères à café d'origan séché
- 2 cuillères à soupe de jus de citron
- 1 cuillère à soupe d'huile d'olive
- 2 blancs de poulet désossés et sans peau
- 1/2 tasse de concombre coupé en petits morceaux
- 1 tasse de yaourt grec
- 2 cuillère à café d'aneth séchée
- 4 tasses d'épinards
- 1/4 de tasse de noix
- 1/4 de tasse de Feta

Préparation:

Mélangez 2 gousses d'ail, l'origan, 1 cuillère à soupe de jus de citron et l'huile d'olive. Versez sur les blancs de poulet. Réservez et laissez mariner 30 minutes. Ensuite, faites chauffer une poêle à feu moyen et faites revenir les blancs de poulet jusqu'à ce qu'ils soient bien cuits. Réservez.

Dans un bol, mélangez les concombres (préalablement séchés dans du papier absorbant), le yaourt, l'aneth, le reste d'ail et de jus de citron. Mélangez bien

Divisez de manière égale les épinards dans deux bols. Mettez-y une cuillère à soupe de sauce au yaourt et mélangez jusqu'à ce que les feuilles soient bien recouvertes. Recouvrez de noix, de Feta et du poulet – servez.

Informations Nutritionnelles:

Calories totales : 452

Vitamines : Vitamine A 319µg, Vitamine B6 1.2mg, Vitamine K 317µg

Minéraux : Phosphore 481mg, Sélénium 36µg, Riboflavine 0.5mg, Niacine 10mg

Sucres : 7g

9.   Soupe de Légumes aux Lentilles

Les lentilles contiennent de nombreuses vitamines et minéraux, trop pour tous les énumérer ! Cet ingrédient clé joue un rôle dans tous les domaines qui contribuent à une bonne santé cardiaque – de l'aorte aux veines, en passant par les artères.

Ingrédients:

- 4 tasses de bouillon de poulet ou de légumes, pauvre en sodium
- 1 tasse de lentilles brunes, rincées et crues
- 2 carottes, pelées et coupées
- 2 branches de céleri, émincées
- 1/2 tasse d'oignons rouges, émincés
- 1 feuille de laurier
- 2 gousses d'ail, émincées
- 1/2 cuillères à café de cumin

Préparation:

Mettez de l'huile d'olive au fond d'une marmite à feu moyen et ajoutez les carottes, le céleri et les oignons. Laissez cuire jusqu'à ce que les oignons soient moelleux et translucides. Ajoutez l'ail et faites cuire jusqu'à ce que les saveurs se dégagent. Ajoutez ensuite le bouillon, les lentilles, la feuille de laurier, le cumin, du sel et du poivre.

Portez à ébullition et laissez cuire 25 à 30 minutes, jusqu'à ce que les lentilles soient cuites et que les légumes soient tendres. Servez.

Informations Nutritionnelles:

Calories totales : 575

Vitamines : Vitamine A 346 µg, Vitamine B6, 1.1mg, Vitamine K 152 µg, Phosphore 660mg, Niacine 11mg

Sucres : 8g

10. Pita aux Champignons et au Bœuf

Riches en Vitamines E, les champignons sont les protecteurs ultimes du cœur. Le plus puissant des aminoacides, la Vitamine E, permet au corps de retrouver un fonctionnement normal et de protéger le corps et le cœur du stress tout en lui apportant de l'énergie.

Ingrédients:

- 1 cuillère à soupe d'huile d'olive
- 1 oignon rouge de taille moyenne, coupé en rondelles
- 2 gousses d'ail, émincées
- 1 poivron rouge de taille moyenne, coupé en lamelles
- 500 gr de filet de bœuf, coupé en lamelles
- 1/4 de tasse de champignons, en tanches
- 2 cuillères à café d'origan séché
- 1 cuillère à soupe de piment en poudre
- 1/2 cuillère à café de cumin moulu
- 1/4 de cuillère à café de poivre noir en grains
- 2 pitas au blé complet coupées en deux
- 4 feuilles de laitue romaine, déchiquetées
- 1/4 de tasse de yaourt grec nature

Préparation:

Préchauffez votre four à 180°C.

Dans une grande poêle à feu moyen-doux, faites revenir les champignons jusqu'à ce qu'ils soient tendres. Ajoutez les oignons, l'ail et les poivrons. Continuez à faire revenir jusqu'à ce que les oignons et les poivrons soient cuits. Ajoutez les lamelles de viande et faites revenir à feu moyen jusqu'à ce qu'elles soient bien cuites. Saupoudrez d'origan, de piment, de cumin et de poivre. Remuez bien, couvrez et laissez mijoter pendant 5 minutes. Retirez du feu.

Remplissez les pitas de cette préparation. Ajoutez de la laitue romaine et recouvrez d'un peu de yaourt grec.

Informations Nutritionnelles:

Calories totales : 580

Vitamines : Vitamine A 389 µg, Vitamine B6 1.4mg, Vitamine B12 2.7 µg, Vitamine K 112 µg, Sélénium 70 µg, Zinc 9mg, Niacine 16mg

Sucres : 9g

11.   Salade d'Avocats aux Œufs

Les avocats contiennent une association de bonnes graisses et de vitamines afin d'améliorer la fonction cardiaque. En contribuant à un bon flux sanguin, les avocats aident à réguler le niveau de cholestérol et à prévenir les attaques.

Ingrédients:

- 1/2 avocat bien mûr, pelé et dénoyauté
- 1 œuf dur sans sa coquille, écrasé
- 2 cuillères à soupe de yaourt grec nature
- Une pincée de poivre rouge, moulu
- 1 cuillère à café de persil frais, haché
- 1/4 de tasse d'épinards frais
- 2 tranches de pain complet (toasté selon votre goût)

Préparation:

Avec une fourchette, écrasez ensemble tous les ingrédients jusqu'à ce qu'ils soient bien mélangés. Servez entre deux tranches de pain, recouvert d'épinards.

Informations Nutritionnelles:

Calories totales : 372

Vitamines : Vitamine B6 0.5mg, Vitamine E 5mg, Vitamine K 176 µg, Sélénium 23 µg, Riboflavine 0.5mg

Sucres : 3g

12.   Salade de Poulet au Bok Choy, Raisin et Noix

Le Bok Choy ajoute encore des vitamines en plus des protéines du poulet ! Le poulet apporte plus que le taux quotidien nécessaire de protéines, essentielles à une bonne fonction cardiaque.

Ingrédients:

- 115 gr de blancs de poulet, désossés, sans peau, cuits et déchiquetés
- Une pincée de paprika
- 1/4 de tasse de bok choy, émincé
- 1 branche de céleri, émincée
- 1/2 tasse de noix écrasées
- 12 raisins rouges épépinés, coupés en deux
- 1/2 tasse de yaourt grec nature
- 2 cuillères à café de miel
- Une pincée de poivre rouge
- 4 tranches de pain complet

Préparation:

Préchauffez votre four à 160°C.

Mettez les noix dans un petit plat et faites-les griller au four pendant 10 minutes. Laissez-les refroidir.

Mélangez tous les ingrédients dans un saladier. Remuez bien.

Toastez légèrement le pain, et mettez la salade de poulet entre deux tranches. Coupez les sandwichs en deux et servez.

Informations Nutritionnelles:

Calories totales : 367

Vitamines : Vitamine B6 0,6mg, Sélénium 27 µg, Niacine 9mg

Sucres : 16g

13.   Soupe de Haricots et de Pommes de Terre Cuite Lentement

Les haricots noirs ne sont pas les seuls à être riches en protéines, vitamines et minéraux ! Les cannellinis et les haricots beurres sont également de bonnes alternatives aux propriétés similaires.

Ingrédients:

- 3 tasses de patates Yukon Gold, pelées et coupées en dés
- 2 tasses de haricots cannellini
- 1/2 tasse d'oignons rouges, émincés
- 2 gousses d'ail, émincées
- 1/2 tasse de carottes, coupées en morceaux
- 1/2 tasse de céleri, émincé
- 2 cuillères à soupe de romarin frais, haché
- 1/2 cuillère à soupe d'origan frais, haché
- 2 cuillères à soupe de thym frais, haché
- 1 cuillère à soupe de grains de poivre rouge écrasés
- 4 tasses de bouillon de poulet
- 4 cuillères à soupe de Parmesan râpé

Préparation:

Mettez tous les ingrédients dans une marmite, à l'exception du Parmesan, et mélangez bien. Laissez cuire à feu doux pendant 8 heures, ou à feux vif pendant 4 heures. Mettez dans des bols individuels et saupoudrez de Parmesan. Servez.

Informations Nutritionnelles:

Calories Totales : 321

Vitamines : Vitamine A 198 µg, Vitamine E 4mg, Phosphore 252mg, Thiamine 0.6mg

Sucres : 4g

14.   Burrito aux Patates Douces et aux Haricots Noirs

Les patates douces, riches en bêta-carotène, associées aux protéines des haricots noirs et du riz complet, font de ce burrito un plat riche en nutriments. Les patates douces étaient déjà connues pour maintenir la santé cardiaque dans les cultures les plus anciennes de l'humanité.

Ingrédients:

- 1 patate douce, pelée et coupée en cubes
- 1 cuillère à soupe d'huile d'olive
- 1 cuillère à soupe de piment en poudre
- 1 cuillère à café de cumin moulu
- Une pincée de sel
- 4 grandes tortillas de blé complet
- 1/4 de tasse de grains de maïs
- 1/2 tasse de haricots noirs cuits
- 1 tasse de riz complet cuit
- 1 tasse de salade romaine déchiquetée
- 1 poivron jaune, coupé en lamelles
- 1/2 oignon rouge, en rondelles

Préparation:

Préchauffez votre four à 200°C.

Mélangez les patates douces, l'huile d'olive, le piment, le cumin et le sel. Mettez sur une plaque de cuisson et faites cuire jusqu'à ce que les patates soient moelleuses et légèrement dorées, 15 à 20 minutes environ.

Mettez les tortillas sur le plan de travail, divisez les patates et les autres ingrédients de manière égale entre les tortillas. Repliez les bords et roulez pour former des burritos. Servez.

Informations Nutritionnelles:

Calories totales : 317

Vitamines : Vitamine A 337µg, Vitamine B6 0.3mg, Vitamine C 37mg

Minéraux : Phosphore 207mg, Magnésium 6mg, Thiamine 0.4mg
Sucres : 6g

15.   Burger de Thon Ahi à l'Estragon

Riche en Vitamines B, le thon Ahi est une bonne alternative au saumon. Les nutriments contenus dans ce poisson contribuent à une excellente circulation de l'oxygène, apportant au cœur toutes les ressources dont il a besoin pour une bonne fonction cardiaque.

Ingrédients:

- 225 gr de thon Ahi, coupé en petits morceaux
- 2 cuillères à soupe d'oignon émincé
- 1 œuf
- 3 gousses d'ail, émincées (en deux parts)
- 2 cuillères à soupe de pistaches moulues
- Une pincée de poivre de Cayenne
- 2 cuillères à soupe de jus de citron vert (en deux parts)
- 1 cuillère à soupe d'huile de sésame
- 1/2 tasse de yaourt grec nature
- 2 cuillères à soupe d'estragon frais, haché
- 1/4 de tasse de concombre râpé
- 1/2 tasse de roquette
- 2 pains à burger au blé complet

Préparation:

Mélangez le thon, les oignons, l'œuf, une gousse d'ail, le poivre de Cayenne, les pistaches et une cuillère à soupe de jus de citron vert. Formez des galettes. Attention, elles seront très fragiles.

Faites chauffer l'huile de sésame dans une poêle à feu moyen. Mettez-y les galettes de thon et laissez cuire. Il faut qu'il reste un peu de rose (une cuisson à point est néanmoins possible).

Pendant la cuisson, mélangez le reste de jus de citron vert et d'ail, le yaourt grec et l'estragon. Absorbez l'excédent d'eau des concombres et ajoutez-les au mélange au yaourt.

Arrosez l'intérieur des burgers de sauce et mettez ensuite les galettes de thon. Recouvrez de roquette et refermez les burgers. Servez.

Informations Nutritionnelles:

Calories Totales : 416

Vitamines : Vitamine B6 1.4mg, Vitamine B12 2.8µg

Minéraux : Phosphore 559mg, Niacine 23mg

Sucres : 7g

16.   Poulet Rôti aux Légumes-Racines

Bombe tout droit venue du passé, ce poulet cuit lentement vous rappellera certainement une bonne vieille recette de votre grand-mère. Ce plat, qui prend son temps à cuire, est parfait pour faire une pause dans une vie à toute allure et pour faire le plein de vitamines et minéraux.

Ingrédients:

- 1 poulet entier
- 1 cuillère à soupe d'huile d'olive
- 1 cuillère à soupe de sauge fraîche, émincée
- 1 cuillère à soupe de romarin, émincé
- 2 gousses d'ail, émincées
- 1 cuillère à soupe de thym frais, émincé
- 1 patate douce, pelée et coupée en cubes
- 1 carotte, pelée et coupée en cubes
- 1 navet, pelé et coupé en cubes
- 4 patates rouges, en quartiers
- 1 petit oignon rouge, pelé et coupé en cubes
- 2 tasses de bouillon d'os de poulet

Préparation:

Enduisez le poulet d'huile d'olive, sauge, romarin thym et ail. Faites-le mijoter lentement. Arrangez les légumes autour du poulet et versez le bouillon dessus. Faites cuire à feu doux pendant 8 heures ou à feu vif pendant 4 heures, jusqu'à ce que le poulet soit bien cuit et les légumes tendres. Servez.

Informations Nutritionnelles:

Calories totales : 333

Vitamines : Vitamine A 371 µg, Vitamine B6 1.3mg, Vitamine B12 0.2 µg, Vitamine C 28mg

Minéraux : Phosphore 359mg, Sélénium 30 µg, Zinc 2mg, Niacine 11mg

Sucres : 6g

17.   Poulet aux Noix et aux Brocolis Rôtis

Une super alternative au poulet de tous les jours ! Les noix de macadamia apportent texture, goût et protéines ! Cette noix a beaucoup de propriétés bénéfiques pour votre santé, en plus de votre cœur.

Ingrédients:

- 1 tasse de noix de macadamia, finement écrasées
- 2 cuillères à soupe de parmesan râpé
- 2 cuillères à soupe d'huile d'olive
- 2 gousses d'ail, émincées
- 2 petits blancs de poulet, désossés et sans peau
- 3 tasses de fleurons de brocolis
- 1 cuillère à soupe de basilic frais, haché

Préparation:

Faites préchauffer votre four à 200°C.

Mélangez les noix de macadamia, le parmesan, la moitié de l'huile d'olive et l'ail. Mettez le poulet dans un plat arrosé de graisse en spray pour que la viande n'adhère pas. Laissez de la place pour les brocolis et répartissez la préparation à base de noix de macadamia sur le poulet pour qu'il en soit recouvert. Faites cuire 10 minutes.

Sortez le plat du four et répartissez-y les brocolis. Arrosez les brocolis avec le reste d'huile d'olive. Remettez au four et faites cuire 10 minutes supplémentaires, jusqu'à ce que le poulet soit bien cuit et que les brocolis soient croustillants. Mettez dans un plat et servez, saupoudré de basilic frais.

Informations Nutritionnelles:

Calories Totales : 646

Vitamines : Vitamine B6 0.9mg, Vitamine C 79mg, Vitamine K 90 µg

Minéraux : Phosphore 379mg, Sélénium 33 µg, Thiamine 0.6mg, Niacine 13mg

Sucres : 4g

18. Poulet Balsamique et Salade aux Epinards et aux Pommes

Les épinards et les pommes, combinés au poulet, font de cette salade un plat savoureux plein de super-aliments. Les antioxydants protègent de la dégénérescence cellulaire, alors que la Vitamine B apporte de l'énergie aux cellules cardiaques.

Ingrédients:

- 2 cuillères à soupe d'huile d'olive
- 2 (170 gr) de blancs de poulet, désossé et sans peau
- 2 cuillères à soupe de vinaigre balsamique
- 2 oignons verts, émincés
- 1 pomme verte, coupée en tranches fines
- 1 branche de céleri, émincée
- 1 cuillère à soupe de jus de citron
- 2 tasses d'épinards
- 1 cuillères à soupe de miel

Préparation:

Faites chauffer l'huile d'olive dans une grande poêle à feu moyen. Faites revenir le poulet jusqu'à ce qu'il soit bien cuit et doré. Retirez du feu arrosez le poulet de vinaigre, des deux côtés.

Dans un saladier, mélangez les oignons verts, les pommes, le céleri et le jus de citron. Ajoutez les épinards, recouvrez de poulet at arrosez de miel.

Informations Nutritionnelles:

Calories Totales : 373

Vitamines : Vitamine B6 1.2mg, Vitamine K 209 µg, Phosphore 437mg, Sélénium 46 µg, Niacine 23mg

Sucres : 17g

19.   Saumon Rôti et Haricots Verts à la Tomate Séchée

Malgré sa grande simplicité, cette recette est riche en goût, vitamines et minéraux. Contenant plus que la dose quotidienne recommandée en Vitamine B12, Vitamine D et en Niacine, cette salade va booster vos capacités cardiaques.

Ingrédients:

- 6 gousses d'ail, émincées
- 500 gr de haricots verts, coupés
- 1/4 de tasse de tomates séchées, coupées en petits morceaux
- 2 cuillères à soupe d'huile d'olive
- 2 (225 gr) filets de saumon

Préparation:

Faites préchauffer votre four à 225°C. Dans un grand plat, mélangez l'ail, les haricots, les tomates et une cuillère à soupe d'huile d'olive. Faites rôtir environ 15 minutes, jusqu'à ce qu'ils soient tendres et commencent à dorer.

Pendant ce temps, faites chauffer le reste d'huile d'olive dans une grande poêle à feu moyen. Faites cuire le saumon jusqu'à ce qu'il soit ferme et doré, environ 4 à 5 minutes de chaque côté. Servez avec les légumes.

Informations Nutritionnelles:

Calories Totales : 602

Vitamines : Vitamine A 288 µg, Vitamine B6 2.5mg, Vitamine B12 19.1 µg, Vitamine D 44 µg Magnésium 196mg Riboflavine 0.7mg

Sucres : 12g

20. Délice de Thon aux Concombres et à 'Ananas

Mettez le saumon en pause et faites le plein de Vitamines B grâce au thon Ahi ! Ce thon est une très bonne alternative au saumon car il apporte beaucoup de Vitamines B, vous procurant ainsi un surplus d'énergie et vous aidant à améliorer votre fonction cardiaque.

Ingrédients:

- 2 tasses de riz brun, cuit
- 2 cuillères à soupe de jus de citron vert
- 1 cuillère à soupe de gingembre frais, râpé
- 2 cuillères à soupe de miel
- 2 cuillères à soupe d'huile d'olive
- 2 oignons verts, émincés
- 1 piment Jalapeno, émincé
- 1 tasse d'ananas frais, coupé en morceaux
- 1/2 tasse de concombres, coupés en morceaux
- 2 (225 gr) filets de thon

Préparation:

Dans un saladier, mélangez le jus de citron vert, le gingembre, le miel et la moitié de l'huile. Intégrez les oignons verts, le piment Jalapeno, l'ananas et le concombre.

Faites chauffer le reste de l'huile d'olive dans une grande poêle non-adhésive à feu moyen. Ajoutez le thon et laissez cuire jusqu'à ce qu'il soit ferme mais encore un peu rose au milieu. Servez le mélange au concombres et ananas sur le thon et le riz.

Informations Nutritionnelles:

Calories Totales : 472

Vitamines : Vitamine B6 1.8mg, Vitamine B12 3.3 µg, Vitamine C 86mg, Magnésium 126mg, Niacine 32mg

Sucres : 11g

21.   Salade de Riz aux haricots Noirs

Voilà une entrée pauvre en glucides ! Le mélange de haricots noirs et de riz complet n'est pas seulement une source de protéines incroyable, il rend aussi cette salade très nourrissante.

Ingrédients:

- 3 cuillères à soupe de jus de citron vert
- 2 cuillères à soupe d'huile d'olive
- ½ cuillère à café de cumin moulu
- 2 tasses de riz complet, cuit
- 1 tasse de haricots noirs, cuits
- 2 tasses de laitue romaine, déchiquetée
- 1 cuillère à soupe de coriandre fraîche, hachée
- 1/2 tasse de maïs
- 1/2 tasse de tomates, en dés
- 1 tasse d'avocat, en dés
- 1/4 de tasse d'oignon rouge, émincé
- 2 cuillères à soupe de yaourt grec nature

Préparation:

Dans un bol, mélangez le jus de citron vert, l'huile et le cumin.

Divisez le riz et les haricots dans des bols à service. Recouvrez de laitue, coriandre, maïs, tomates, avocats et oignons.

Arrosez du mélange au jus de citron vert et recouvrez de yaourt grec. Servez.

Informations Nutritionnelles:

Calories totales : 315

Vitamines : Vitamine A 113 µg, Vitamine C 28mg, Vitamine K 45 µg, Phosphore 232mg

Sucres : 2g

22. Soupe de Pois Chiches et Poivrons Rouges

Une très bonne soupe pour l'automne, les poivrons rouges sont parfaits pour les journées fraîches. Les pois chiches en font un repas complet et donnent à cette soupe un extra de protéines.

Ingrédients:

- 1/2 tasse de quinoa, cuit
- 2 cuillères à soupe d'huile d'olive
- 1 oignon de taille moyenne, émincé
- 1 carotte, coupée en petits morceaux
- 2 branches de céleri, émincées
- 3 gousses d'ail, émincées
- 1 cuillère à soupe de paprika fumé
- 2 poivrons rouges, coupés en petits morceaux.
- 2 tasses de pois chiches, cuits
- 2 tasses de bouillon de légume
- 1 tasse d'eau
- 2 cuillères à soupe de vinaigre de vin rouge

Préparation:

Faites chauffer l'huile dans une grande casserole. Ajoutez les oignons, les carottes et le céleri. Laissez cuire couvert, en remuant constamment, jusqu'à ce que les oignons soient tendres.

Ajoutez l'ail et le paprika et remuez jusqu'à ce qu'ils soient bien intégrés. Ajoutez les poivrons rouges et laissez cuire 5 minutes en remuant occasionnellement.

Ajoutez les pois chiches, le bouillon, l'eau, et portez à ébullition. Réduisez le feu et laissez mijoter jusqu'à ce que les légumes soient tendres. Versez le vinaigre et le quinoa. Mettez dans des bols et servez.

Informations Nutritionnelles:

Calories totales : 605

Vitamines : Vitamine A 767 µg, Vitamine K 52 µg, Phosphore 618mg, Riboflavine 0.6mg

Sucres : 21g

23.   Salade de Crabe à l'Avocat

Les bonnes graisses de l'avocat, combinées à la Vitamine B et aux Oméga-3, font de cette salade un repas équilibré pour votre cœur. Elle peut être servie comme apéritif ou en entrée.

Ingrédients:

- 2 avocats, en petits dés
- 1 cuillère à café de zestes de citron
- 1 cuillère à soupe de jus de citron
- 2 tasses de chair de crabe
- 2 cuillères à soupe de radis, émincés
- 3 cuillères à soupe de yaourt grec nature
- 1 cuillère à soupe de basilic frais, haché

Préparation:

Mélangez les ingrédients et remuez bien. Servez avec du pain grillé ou une pita, ou encore dans un sandwich.

Informations Nutritionnelles:

Calories totales : 569

Vitamines : Vitamine B6 0.5mg, Vitamine B12 3.6 µg, Vitamine K 108 µg Sélénium 47 µg

Sucres : 2g

24.   Gâteau de saumon au Raifort

Très goûteux, le raifort apporte aussi son lot de Vitamines C et équilibre la texture grasse du saumon – lui-même plein de Vitamines B et d'Oméga-3

Ingrédients:

- 2 (225 gr) filets de saumon
- 2 cuillères à soupe de raifort, émincé finement
- 1 cuillère à soupe de moutarde de Dijon
- 1/4 de tasse de chapelure de pain complet
- 2 cuillères à soupe d'huile d'olive
- 2 cuillères à soupe de yaourt grec nature
- 1 cuillère à soupe de jus de citron

Préparation:

Dans un Blender, mixez le saumon, le raifort et la moutarde jusqu'à ce qu'ils soient bien hachés. Mélangez à la chapelure et formez 8 galettes.

Faites chauffer la moitié de l'huile d'olive dans une grande poêle non-adhésive à feu moyen. Faites cuire les galettes jusqu'à ce qu'elles soient fermes et cuites à cœur.

Dans un saladier, mélangez le yaourt, le jus de citron et le reste d'huile. Recouvrez les galettes de yaourt, mélangez et servez.

Informations Nutritionnelles:

Calories totales : 792

Vitamines : Vitamine B6, 1.1mg, Vitamine B12 6.7 µg, Vitamine D 19 µg Phosphore 824mg

Sucres : 3g

25.   Quiche au Bacon, Patates Douces et Epinards

Une recette facile pour commencer une journée chargée. La patate douce rend cette quiche goûteuse et nourrissante. Pleine de Vitamines C et A, cette recette est un équilibre parfait entre saveurs et nutrition.

Ingrédients:

- 2 tasses de patates douces, râpées
- 1 cuillère à café d'huile d'olive
- 1 oignon jaune émincé
- 6 tranches fines de bacon de dinde
- 1 tasse d'épinards hachés
- 1/2 cuillère à café d'aneth séchée
- 2 gros œufs
- 4 blancs d'œufs
- 1/4 de tasse de lait écrémé
- 1/4 de tasse de feta

Préparation:

Préchauffez votre four à 200°C.

Arrosez un moule de 22cm de diamètre de spray de cuisson. Pressez délicatement les patates douces dans le fond du moule et remontez les bords pour former une pâte. Mettez au four jusqu'à ce que la pâte aux patates douces soit cuite, environ 20 minutes. Sortez du four et baissez la température à 170°C.

Faites chauffer l'huile dans une poêle de taille moyenne à feu moyen-vif. Ajoutez les oignons et faites-les revenir jusqu'à ce qu'ils soient translucides. Ajoutez le bacon de dinde, tout en continuant à remuer jusqu'à ce que les oignons et la viande soient dorées. Ajoutez les épinards, l'aneth et laissez cuire jusqu'à ce que l'eau des épinards se soit évaporée. Transférez ce mélange sur la pâte de patates douces.

Dans un saladier, mélangez les œufs, les blancs d'œufs et le lait. Battez à l'aide d'une fourchette. Versez ce mélange sur les légumes, dans la pâte. Saupoudrez de feta.

Faites chauffer la quiche jusqu'à ce que les œufs soient bien cuits au milieu, environ 35 à 40 minutes. Sortez du four et laissez refroidir quelques minutes. Coupez en tranches et servez.

Informations Nutritionnelles:

Calories totales : 422

Vitamines : Vitamine A 443 µg, Vitamine K 164 µg, Sélénium 16 µg, Phosphore 283mg

Sucres : 3g

26.   Poivrons Farcis au Curry

Une alternative pauvre en glucides aux poivrons farcis traditionnels ! le mélange du curry et des légumes se marie parfaitement et rend cette entrée complète et particulièrement nourrissante.

Ingrédients

- 4 poivrons de taille moyenne, le dessus coupé, épépinés et sans les membranes.
- 1 cuillère à soupe d'huile d'olive
- 1 petit oignon émincé
- 500 gr de dinde hachée
- 1 tasse de courgettes, en dés
- 1 cuillère à café de curry en poudre
- 1 cuillère à café de miel
- 1/2 cuillère à café de clous de girofles moulus
- 1/2 cuillère à café d'ail en poudre
- 1 tasse de bouillon d'os de poulet
- 1 1/2 tasse de quinoa, cuit
- 2 cuillère à soupe de coriandre fraiche, hachée

Préparation:

Préchauffez votre four à 190°C.

Faites chauffer l'huile dans une grande poêle à feu moyen. Ajoutez les oignons et faites-les revenir jusqu'à ce qu'ils soient translucides. Ajoutez la dinde hachée. Remuez pour obtenir des petits morceaux et cuisez à cœur. Ajoutez les courgettes, le curry en poudre, le miel, les clous de girofle et l'ail en poudre. Remuez et laissez cuire jusqu'à ce que tout soit bien parfumé.

Versez le bouillon, le quinoa et la coriandre. Mélangez bien. A l'aide d'une cuillère, mettez cette préparation dans chaque poivron. Placez-les dans un plat, en position debout. Ajoutez suffisamment d'eau pour couvrir le fond du plat.

Faites cuire 25-30 minutes à four chaud, jusqu'à ce que les poivrons soient tendres et que la farce soit chaude. Servez.

27.   Steack de Flanc aux herbes

Les herbes fraîches ne font pas que donner du goût à nos plats, elles sont aussi très riches en nutriments ! Associées au steak, les Vitamines E et K, que l'on trouve dans les herbes fraîches, font de cette recette un plat nourrissant et nutritif.

Ingrédients:

- 1 cuillère à café de thym frais, haché
- 1 cuillère à café d'origan frais, haché
- 1 cuillère à café de persil frais, haché
- 2 cuillères à café d'huile d'olive
- 1/4 de cuillère à café de zestes de citron
- 1 gousse d'ail, émincée
- 500 gr de steak de flanc
- 1/4 de tasse de vinaigre de vin rouge
- 1/4 de tasse de bouillon d'os de bœuf

Préparation:

Préchauffez votre four à 200°C.

Mélangez le thym, l'origan, l'huile, le zeste de citron et l'ail dans un bol. Réservez.

Faites chauffer une grande poêle allant au four à feu moyen-vif. Mettez le steak et laissez cuire 1 minute de chaque côté, jusqu'à ce qu'il dore. Ajoutez le vinaigre et le bouillon et faites cuire une minute de plus. Saupoudrez les herbes sur la viande et mettez la poêle au four. Laissez cuire une dizaine de minutes, jusqu'à obtenir la cuisson désirée. Laissez refroidir 10 minutes avant de couper le steak en diagonale. En fines tranches.

Informations Nutritionnelles:

Calories totales : 456

Vitamines : Vitamine C 93mg, Magnésium 20mg, Niacine 10mg

Sucres : 3g

28.   Sauté de Poulet aux Cacahuètes

Légère, cette salade de poulet contient du Sélénium, un antioxydant qui aide à réparer les cellules nerveuses, prévenant ainsi le déclin cardiovasculaire.

Ingrédients:

- 1 tasse de riz long grain, cuit
- 2 tasses de blancs de poulet, cuits et déchiquetés
- 1/2 tasse de carottes râpées
- 1/3 de tasse d'oignons verts, en rondelles
- 1/4 de tasse de cacahuètes grillées, en deux parts
- 1 cuillère à soupe de coriandre fraîche, hachée
- 2 cuillères à soupe de jus de citron vert frais
- 4 cuillères à café d'huile d'olive
- 1 cuillère à café d'huile de sésame
- 2 gousses d'ail, émincées

Préparation:

Mélangez le riz, le poulet, les carottes, les oignons, 2 cuillères à soupe de cacahuètes, la coriandre et le jus de citron vert.

Faites chauffer l'huile dans une poêle à feu moyen. Ajoutez le mélange à base de riz et laissez cuire jusqu'à ce que le riz soit doré et les ingrédients cuits. Remuez fréquemment. Servez.

Informations Nutritionnelles:

Calories totales : 456

Vitamines : Vitamine C 112mg, Magnésium 111mg, Niacine 10mg

Sucres : 3g

29.   Poulet à la Coriandre et au Citron Vert

Les épices comme la coriandre sont pleines de Vitamine C, apportant beaucoup de bénéfices à ce plat aux agrumes. C'est dans les tissus qui entourent le cœur que l'on trouve le plus de Vitamines C. Laissez ce plat de poulet booster votre fonction cardiaque.

Ingrédients:

- 2 cuillères à soupe de coriandre fraîche, hachée
- 2 cuillères à soupe de jus de citron vert frais
- 1 cuillère à soupe d'huile d'olive
- 4 (170 gr) blancs de poulet, désossés et sans peau
- 1 tasse de tomates, coupées en petits morceaux
- 2 cuillères à soupe d'oignons émincés
- 2 cuillères à café de jus de citron vert
- 1 avocat, pelé et finement haché

Préparation:

Dans un saladier, mélangez la coriandre, le citron vert et le poulet. Couvrez et mettez au réfrigérateur pendant une heure.

Faites chauffer une poêle à feu moyen. Ajoutez le poulet et faites cuire à cœur.

Dans un bol, mélangez les ingrédients restants. Servez au-dessus du poulet.

Informations Nutritionnelles:

Calories totales : 472

Vitamines : Vitamine B6 1.8mg, Vitamine B12 3.3 µg, Vitamine C 86mg, Magnésium 126mg, Niacine 32mg

Sucres : 11g

30. Poulet Croustillant aux Cacahuètes

Changez du poulet quotidien avec cette recette crémeuse aux cacahuètes. Les cacahuètes donnent du goût et de la profondeur à ce plat classique. Les antioxydants des cacahuètes aident à maintenir le collagène des artères et des veines, permettant leur bon fonctionnement.

Ingrédients:

- 1 tasse d'ananas frais, coupé en morceaux
- 1 cuillère à soupe de coriandre fraîche, hachée
- 1 cuillère à soupe d'oignons rouges, émincés
- 1/3 de tasse de cacahuètes grillées non salées
- 1 tasse de chapelure
- 4 (110 gr) blancs de poulet, désossés et sans peau
- 1 cuillère à soupe d'huile d'olive

Préparation:

Dans un bol, mélangez la coriandre, l'ananas et les oignons rouges. Remuez bien et réservez.

Mélangez les cacahuètes à la chapelure dans un Blender. Mixez jusqu'à ce que le tout soit finement haché. Plongez le poulet dans le mélange de chapelure.

Faites chauffer l'huile dans une grande poêle à feu moyen-vif. Mettez le poulet et faites cuire à cœur. Servez le poulet avec la préparation à l'ananas.

Informations Nutritionnelles:

Calories totales : 792

Vitamines : Vitamine B6, 1.1mg, Vitamine B12 6.7 µg, Vitamine D 19 µg Phosphore 824mg

Sucres : 6g

31.   Poulet Frit aux Noix de Cajou

Le poulet s'accorde avec tout, et tout particulièrement avec les noix de cajou ! Elles apportent croquant, vitamines et minéraux pour enrichir cette recette.

Ingrédients:

- 2 cuillères à soupe de sauce Hoisin, en deux parts
- 1 cuillère à café de vinaigre de riz
- 3/4 de cuillère à café de miel
- 1/2 cuillère à café de poivre rouge moulu
- 500 gr de blancs de poulet, coupé en lamelles
- 1/2 tasse de noix de cajou grossièrement hachées
- 2 cuillères à soupe d'huile d'olive
- 2 tasses de poivrons rouges, en lamelles
- 1 gousse d'ail, émincée
- 1 cuillère à café de gingembre frais, râpé
- 2 oignons verts, émincés

Préparation:

Faites chauffer l'huile dans une poêle à feu moyen. Ajoutez l'ail, le gingembre et laissez cuire jusqu'à ce qu'ils soient bien parfumés. Puis, ajoutez le poulet et cuisez-le à cœur. Ajoutez le reste des ingrédients et laissez cuire jusqu'à ce que les poivrons soient tendres. Servez sur du riz complet ou du quinoa.

Informations Nutritionnelles:

Calories totales : 317

Vitamines : Vitamine A 337µg, Vitamine B6 0.3mg, Vitamine C 37mg

Minéraux : Phosphore 207mg, Magnésium 6Mg, Thiamine 0.4mg

Sucres : 6g

32.   Burger Méditerranéen à la Dinde

Une petite entorse à la diète méditerranéenne traditionnelle, ce burger est aussi plein de saveurs. Les attributs méditerranéens classiques, comme l'oignon ou la feta, apportent leur lot de nutriments afin d'améliorer la fonction cardiaque.

Ingrédients:

- 1/4 de tasse de feta, émiettée
- 1 cuillère à soupe d'oignon rouge, émincé
- 2 cuillères à soupe de pesto
- 500 gr de blancs de dinde hachés
- 1 gousse d'ail, émincée
- 2 tasses de roquette
- 2 pitas de blé complet, toastées et coupées en deux

Préparation:

Mélangez tous les ingrédients à l'exception de la roquette et des pitas. Formez des galettes avec cette préparation. Faites griller ou revenir jusqu'à ce qu'elles soient bien cuites.

Placez les galettes entre de tranches de pita et recouvrez de roquette. Servez.

Informations Nutritionnelles:

Calories totales : 472

Vitamines : Vitamine B6 1.8mg, Vitamine B12 3.3 µg, Vitamine C 86mg, Magnésium 126mg, Niacine 32mg

Sucres : 11g

33. Chili de Poulet aux Haricots Blancs

Ce chili est une repas complet riche en Fer. Ce minéral est directement connecté à la santé et au fonctionnement du cœur. Le Fer ne participe pas seulement à un bon flux sanguin, il aide également à la prévention du déclin cardiovasculaire.

Ingrédients:

- 1 cuillère à soupe d'huile d'olive
- 2 tasses d'oignons, émincés
- 1 cuillère à soupe de piment en poudre
- 2 gousses d'ail, émincées
- 1 cuillère à café de cumin, moulu
- 1 cuillère à soupe d'origan séché
- 3 tasses de haricots cannellini
- 4 tasses de bouillon d'os de poulet
- 3 tasses de blancs de poulet, désossés et sans peau, coupés en petits morceaux
- 1 (400gr) boite de tomates, coupées en dés

Préparation:

Mélangez tous les ingrédients dans une mijoteuse. Laissez cuire 4 heures à feu vif ou 8 heures à feu doux.

Sortez le poulet et déchiquetez-le. Puis, remettez-le dans

la mijoteuse. Couvrez et laissez cuire 30 minutes de plus. Servez.

Informations Nutritionnelles:

Calories totales : 456

Vitamines : Vitamine C 93mg, Magnésium 20mg, Niacine 10mg

Sucres : 3g

34.　　Salade de Saumon aux Pommes

C'est peut-être une recette très simple mais elle est pleine de saveurs, de vitamines et de minéraux. Cette recette contient plus que l'apport journalier recommandé en Vitamine B12, Vitamine D, et Niacine, et elle vous aidera à améliorer vos capacités cardiaques !

Ingrédients:

- 1 cuillère à café d'huile
- 2 (225gr) filets de saumon
- Sel et poivre
- 2 tasses de bok choy, coupé en lamelles fines
- 1 pomme rouge, coupée en petits morceaux
- 4 oignons verts, en rondelles fines
- 1/3 de tasse de yaourt grec nature
- 1 cuillère à café de miel
- 2 cuillères à soupe de jus de citron frais

Préparation:

Faites chauffer l'huile dans une grande poêle non-adhésive à feu moyen-vif. Faites cuire le saumon jusqu'à ce qu'il soit ferme.

Pendant ce temps, mélangez le reste des ingrédients dans un saladier. Mettez dans un plat et placez le saumon par-dessus. Servez.

Informations Nutritionnelles:

Calories totales : 333

Vitamines : Vitamine A 371 µg, Vitamine B6 1.3mg, Vitamine B12 1.2 µg, Vitamine C 28mg

Minéraux : Phosphore 359mg, Sélénium 30 µg, Zinc 2mg, Niacine 11mg

Sucres : 6g

35.   Poivrons Farcis au Haricots Noirs, à la Mode du Sud-Ouest

Une bonne alternative, pauvre en glucides, à la cuisine traditionnelle du sud-ouest ! Les haricots noirs et le riz complet se mélangent à la perfection et apportent beaucoup de protéines, offrant ainsi à votre système cardiovasculaire tous les ingrédients dont il a besoin pour un fonctionnement optimal.

Ingrédients:

- 2 gros poivrons rouges
- 1 cuillère à soupe d'huile d'olive, en deux parts
- 1 gousse d'ail, émincée
- 1 petit oignon, émincé
- 1 tasse de haricots noirs, cuits
- 1 tasse de riz complet, cuit
- 2 tasses de sauce, de préférence maison
- 1/4 de tasse de coriandre fraîche, hachée
- ¼ de tasse de cheddar râpé

Préparation:

Préchauffez votre four à 170°C.

Coupez le haut des poivrons et retirez délicatement les graines et les nervures, créant une boule vide. Placez-les sur plaque de cuisson préalablement graissée.

Faites chauffer l'huile d'olive dans une grande poêle à feu moyen. Ajutez les oignons et l'ail. Puis, intégrez les haricots, le riz et la sauce. Maintenez sur le feu jusqu'à ce que ce soit chaud.

A l'aide d'une cuillère, placez cette préparation dans les poivrons et recouvrez de fromage. Laissez cuire 20 à 25 minutes, jusqu'à ce que les poivrons soient tendres.

Informations Nutritionnelles:

Calories totales : 536

Vitamines : Vitamine A 325µg, Vitamine B6 1.1mg, Vitamine C 261mg, Vitamine E 8mg, Vitamine K 44µg

Minéraux : Magnésium 138mg, Phosphore 387mg, Folate 180µg, Thiamine 0.5mg

Sucres : 15g

36. Flétan d'Asie

Le mélange du flétan et du gingembre fait de cette recette une source puissante de vitamines et minéraux pour booster vos fonctions cardiaques. Le chou rouge est, quant à lui, un puissant anti-âge et le flétan est plein d'Oméga-3 et de Vitamines B qui apportent de l'énergie à votre cœur.

Ingrédients:

- 1 cuillère à soupe de jus de citron vert
- 1 cuillère à café de gingembre frais
- 2 cuillères à soupe d'huile d'olive
- 1 tasse de poivrons rouges, en lamelles
- 1 petit oignon rouge, en fines lamelles
- 1 cuillère à soupe de graines de sésame, grillées
- 2 (170gr) filets de flétan

Préparation:

Dans un saladier, mélangez le jus de citron vert, le gingembre, 1 cuillère à soupe d'huile, les poivrons, les oignons et les graines de sésame. Remuez bien.

Faites chauffer le reste d'huile d'olive dans une grande poêle non-adhésive à feu moyen-vif. Ajoutez les filets de flétan et laissez cuire jusqu'à ce qu'ils soient translucides et fermes. Mettez dans un plat et recouvrez avec les légumes. Servez.

Informations Nutritionnelles:

Calories totales : 416

Vitamines : Vitamine B6 1.4mg, Vitamine B12 2.8µg

Minéraux : Phosphore 559mg, Niacine 23mg

Sucres : 7g

37. Poulet Farci au Fenouil et Tomates Balsamiques

Alors que le fenouil et les tomates apportent de la Vitamine C, le poulet est une source de Sélénium, faisant de ce plat un atout pour un cœur sain.

Ingrédients:

- 2 cuillères à soupe de feuilles de thym fraîches
- 4 (170gr) blancs de poulet, désossés et sans peau
- 2 cuillères à soupe d'huile d'olive
- 2 tomates, coupées en dés
- 1 échalote, tranchée finement
- 1 cuillère à soupe de vinaigre de vin rouge
- 1 bulb de fenouil, tranché

Préparation:

Préchauffez votre four à 200°C.

Faites chauffer l'huile dans une poêle à feu moyen et ajoutez le fenouil et les feuilles de thym. Laissez cuire jusqu'à ce que le fenouil se détache. A l'aide d'un couteau, faites une poche de 5cm dans la partie la plus épaisse de chaque blanc de poulet. Farcissez-les du fenouil. Mettez le poulet sur une plaque de cuisson non adhésive et laissez cuire 15 – 20 minutes jusqu'à ce que le poulet soit bien cuit.

Mélangez les tomates, l'échalote et le vinaigre dans un bol. Coupez le poulet en lamelles et servez avec la salade de tomates.

Informations Nutritionnelles:

Calories totales : 315

Vitamines : Vitamine A 210 µg, Vitamine B6 0.5mg, Vitamine B12 0.9 µg, Vitamine K 98µg

Minéraux : Calcium 444mg, Potassium 1050mg, Riboflavine 0.5mg, Niacine 6mg

Sucres : 15g

38.   Poulet du Sud au Chou Vert

Les légumes verts sont pleins de Vitamine C, rendant ce plat inspiré de la cuisine du sud très bénéfique pour votre santé. C'est dans les tissus cardiaques, où la plus grande part de l'énergie du cœur est dépensée, que l'on trouve le plus haut taux de Vitamines C.

Ingrédients:

- 2 cuillères à soupe d'huile d'olive
- 4 (170gr) blancs de poulet, désossés et sans peau
- 2 cuillères à café de sauce Cajun ou de sauce noire
- 4 gousses d'ail, émincées
- 1 poivron rouge, coupé en morceaux
- 2 tasses de chou vert, tranché
- 1 tasse de haricots à œil noir, cuits

Préparation:

Faites chauffer une cuillère à soupe d'huile dans une poêle à feu moyen. Assaisonnez le poulet avec la sauce noire et faites revenir jusqu'à ce qu'il soit doré et bien cuit. Mettez dans un plat.

Pendant ce temps, dans une autre poêle, faites chauffer le reste d'huile à feu moyen-vif. Ajoutez l'ail et les poivrons et faites cuire jusqu'à ce qu'ils commencent à s'attendrir, en remuant fréquemment. Ajoutez le chou vert et faites cuire jusqu'à ce qu'il soit tendre, tout en continuant à remuer. Mettez les haricots à œil noir et laissez mijoter jusqu'à ce qu'ils soient chauds. Servez avec le poulet.

Informations Nutritionnelles:

Calories totales : 589

Vitamines : Vitamine B6 0.5mg, Vitamine E 3mg, Vitamine K 50µg

Minéraux : Magnésium 132mg, Phosphore 433mg, Sélénium 85µg, Zinc 4mg

Sucres : 6g

39. Agneau du Moyen-Orient au Riz Safrané

L'agneau n'est pas réservé aux occasions spéciales ! C'est une source incroyable de Zinc, de Fer, de Vitamines B12 et l'on devrait en manger plus souvent.

Ingrédients:

- 1 tasse de riz long grain complet
- 1 cuillère à café de curry en poudre
- 2 cuillères à soupe de basilic frais, haché
- 1cuillère à soupe d'huile d'olive
- 1 cuillère à soupe de jus de citron
- 2 gousses d'ail, émincées
- 8 petites côtes ou côtelettes d'agneau

Préparation:

Faites cuire le riz selon les indications sur le paquet, en ajoutant le curry à l'eau avant la cuisson. Une fois cuit, ajoutez le basilic.

Pendant ce temps, faites chauffer l'huile dans une grande poêle à feu moyen-vif. Ajoutez l'ail et laissez cuire jusqu'à ce qu'il soit parfumé. Puis, ajoutez l'agneau et faites cuire jusqu'à ce qu'il soit ferme et légèrement rosé au milieu. Servez l'agneau sur le riz. Arrosez de jus de citron.

Informations Nutritionnelles:

Calories totales : 617

Vitamines : Vitamine A 337µg, Vitamine B6 0.3mg, Vitamine C 37mg

Minéraux : Phosphore 207mg, Magnésium 6

Mg, Thiamine 0.4mg

Sucres : 6g

40.   Saumon Glacé au Miel et Epinards au Gingembre

Le mélange du miel et des épinards est une combinaison classique. Le miel complète les épinards, non seulement en adoucissant son goût, mais aussi en équilibrant ce plat en vitamines et minéraux.

Ingrédients:

- 1 cuillère à soupe de miel
- 3 cuillère à café de sauce Hoisin
- 2 (225gr) filets de saumon
- 1 cuillère à soupe d'huile d'olive
- 1 poivron rouge, en fine lamelles
- 1 cuillère à soupe de gingembre frais râpé
- 3 tasses d'épinards, hachés
- 1 cuillère à soupe de graines de sésame grillées

Préparation:

Faites chauffer le grill. Dans un bol, mélangez le miel et une cuillère à café de sauce Hoisin.

Mettez le saumon sur une feuille de cuisson. Faites griller 5 minutes. A l'aide d'une cuillère, versez le mélange au miel sur le poisson et faites griller jusqu'à ce qu'il soit ferme et bien cuit.

Pendant ce temps, faites chauffer l'huile dans une grande poêle à feu moyen-vif. Ajoutez les poivrons et faites-les cuire jusqu'à ce qu'ils soient tendres, en remuant de temps en temps. Puis, mettez le gingembre.

Ajoutez les épinards et laissez cuire jusqu'à ce qu'ils s'assèchent. Versez les deux cuillères à café restantes de sauce Hoisin. Servez avec le saumon et saupoudrez de graines de sésame.

Informations Nutritionnelles:

Calories totales : 441

Vitamines : Vitamine A 216µg, Vitamine B6 1.2mg, Vitamine C 82mg, Vitamine K 183µg

Minéraux : Niacine 14mg, Magnésium 115mg, Phosphore 397mg, Sélénium 32µg

Sucres : 9g

41.   Ragoût de Poulet aux Haricots Blancs

Une excellente soupe pour l'automne, le poulet et les haricots blancs vous réconforteront quand les jours frais arriveront. Le mélange de légumes en fait un repas complet alors que le poulet apporte les protéines nécessaires à une bonne énergie.

Ingrédients:

- 1 cuillère à soupe d'huile d'olive, en deux fois
- 1/2 tasse de carotte, en dés
- 1 (225 gr) blanc de poulet, désossé et sans peau, coupé en quartiers
- 1 gousse d'ail, émincée
- 5 tasses de bouillon d'os de poulet
- 1 cuillère à café de marjolaine séchée
- 2 tasses d'épinards, hachés
- 1 tasse de haricots cannellini
- 1/4 de tasse de parmesan râpé
- 1/3 de tasse de basilic frais, haché

Préparation:

Faites chauffer la moitié de l'huile d'olive dans une grande casserole à feu moyen-vif. Ajoutez les carottes et le poulet et faites cuire en retournant et remuant fréquemment jusqu'à ce que la viande commence à dorer. Ajoutez l'ail et faites revenir jusqu'à ce qu'il soit bien parfumé. Puis, versez le bouillon et la marjolaine. Réduisez le feu et laissez mijoter jusqu'à ce que le poulet soit bien cuit, en remuant de temps en temps

Avec une passoire, transférez le poulet sur une planche à découper et laissez-le refroidir. Mettez les épinards et les haricots dans la casserole et portez légèrement à ébullition.

Versez le reste d'huile, le parmesan et le basilic dans un Blender. Mixez jusqu'à obtenir une pâte grossière. Ajoutez de l'eau et raclez les bords, si nécessaire.

Coupez le poulet en petits morceaux. Mettez- le avec le pesto dans la casserole et faites réchauffer. Versez dans des bols et servez.

Informations Nutritionnelles:

Calories totales : 441

Vitamines : Vitamine A 216µg, Vitamine B6 1.2mg, Vitamine C 82mg, Vitamine K 183µg

Minéraux : Niacine 14mg, Magnésium 115mg, Phosphore 397mg, Sélénium 32µg

Sucres : 9g

42.   Bol de Lasagnes aux Penne

Pleines de Vitamine K, ces lasagnes sont un vrai carburant pour votre cœur. En effet, la Vitamine K régule le taux de Calcium dans le sang, améliorant ainsi la fonction cardiovasculaire.

Ingrédients:

- 225 gr de pâtes complètes Rotini, cuites
- 1 cuillère à soupe d'huile d'olive
- 1 oignon, émincé
- 3 gousses d'ail, émincées
- 1 tasses de champignons, en rondelles
- 1 boite de 400gr de tomates aux herbes italiennes
- 2 tasses d'épinards, hachés
- 1/2 cuillère à café de poivre rouge écrasé
- 3/4 de tasse de ricotta

Préparation:

Faites chauffer l'huile dans une grande poêle non adhésive à feu moyen. Ajoutez les oignons et l'ail. Faites revenir jusqu'à ce qu'ils commencent à dorer et à s'attendrir en remuant constamment. Ajoutez les champignons et laissez cuire jusqu'à ce que l'eau se soit évaporée, tout en continuant à remuer.

Ajoutez les tomates, les épinards et le poivre rouge. Laissez cuire jusqu'à ce que les épinards soient flétris.

Mélangez la sauce avec les pâtes et divisez en 4 portions. Servez dans des bols saupoudrés de ricotta.

Informations Nutritionnelles:

Calories Totales : 518

Vitamines : Vitamine A 137µg, Vitamine B6 1.3mg, Vitamine C 26mg, Vitamine K 125µg,

Minéraux : Niacine 14mg, Phosphore 420mg, Sélénium 46µg, Zinc 3mg

Sucres : 24g

43.   Poulet aux Tomates Séchées et aux Pâtes Rosini

Agent anti-inflammatoire puissant, ce plat à base de tomates séchées améliore le flux sanguin et apporte aux cellules cardiaques l'oxygène dont elles ont besoin. Tous ces ingrédients devraient être consommés régulièrement.

Ingrédients:

- 225 gr de pâtes Orzo ou Rosini, de préférence au blé complet, cuites
- 1 tasse d'eau
- 1/2 tasse de tomates séchées hachées
- 1 gousse d'ail, émincée
- 3 cuillères à café de marjolaine fraîche, hachée
- 1 cuillère à soupe de vinaigre de vin rouge
- 1 cuillère à soupe d'huile d'olive, en deux parts
- 4 blancs de poulet, désossés et sans peau
- 1/4 de tasse de parmesan râpé

Préparation:

Mettez les tomates séchées, l'eau, l'ail, la marjolaine, le vinaigre et la moitié de l'huile dans un Blender. Ajoutez un peu d'eau si besoin.

Faites chauffer le reste d'huile dans une grande poêle à feu moyen-vif. Ajoutez le poulet et laissez cuire jusqu'à ce qu'il soit bien cuit et doré. Retirez du feu et gardez au chaud.

Versez la préparation à base de tomates dans la poêle et portez à ébullition. Ajoutez les pâtes et laissez mijoter jusqu'à ce qu'elles soient chaudes, en remuant constamment. Mettez dans des assiettes et recouvrez de parmesan.

Coupez le poulet en lamelles et recouvrez-en chaque portion de pâtes.

Informations Nutritionnelles:

Calories Totales : 532

Vitamines: Vitamine A 413µg, B-6 0.6mg, B-12 1.4µg, Vitamine C 76mg, Vitamine K 300µg

Minéraux: Cuivre 850 µg, Fer 4mg, Magnésium 97mg, Niacine 9mg, Phosphore 599mg, Sélénium 46µg, Zinc 4mg

Sucres : 12g

44.   Poulet Croustillant aux Amandes

Une bonne alternative au poulet classique ! Les amandes procurent de la texture, du goût et des protéines qui renforcent votre cœur et vos artères !

Ingrédients:

- 1/2 tasse d'amandes effilées
- 1/4 de tasse de farine de blé complet
- 1 1/2 cuillère à café de paprika
- 1/2 cuillère à café d'ail en poudre
- 1/2 cuillère à café de moutarde en poudre
- Une pincée de sel
- Une pincée de poivre fraîchement moulu
- 1 1/2 cuillère à café d'huile d'olive extra vierge
- 4 blancs d'œufs
- 500 gr de blancs de poulet

Préparation:

Préchauffez le four à 250°C. Tapissez une plaque de cuisson avec du papier aluminium et vaporisez avec un spray de cuisson antiadhésif.

Mettez les amandes, la farine, le paprika, l'ail, la moutarde, le sel et le poivre dans un robot de cuisine et mixez jusqu'à ce que les amandes soient bien hachées et le paprika mélangé. Tout en laissant le moteur tourner, versez l'huile et laissez tourner jusqu'à ce qu'elle soit intégrée. Transférez cette préparation dans un plat peu profond.

Dans un autre plat, battez les œufs. Plongez les blancs de poulet dans les œufs pour qu'ils soient recouverts. Puis, plongez chaque blanc de poulet dans la préparation aux amandes et recouvrez-les complètement. Placez le poulet sur la plaque.

Laissez au four jusqu'à ce que la viande soit croustillante, dorée et bien cuite, environ 20 à 25 minutes.

Informations Nutritionnelles:

Calories Totales : 518

Vitamines : Vitamine A 137µg, Vitamine B6 1.3mg, Vitamine C 26mg, Vitamine K 125µg,

Minéraux : Niacine 14mg, Phosphore 420mg, Sélénium 46µg, Zinc 3mg

Sucres : 24g

45.   Poulet à l'Erable et à la Moutarde de Dijon

Le mélange de la moutarde et de l'érable donne à ce plat douceur et équilibre. Ce poulet est plein de minéraux pour garder un cœur sain et énergique.

Ingrédients:

- 3 cuillères à soupe de moutarde de Dijon
- 2 cuillère à soupe de sirop d'érable
- 2 cuillères à soupe d'huile d'olive, en deux parts
- 1 cuillère à soupe de thym frais, haché
- 2 (225gr) blancs de poulet, désossés et sans peau

Préparation:

Mélangez la moutarde, le sirop d'érable, une cuillère à soupe d'huile, le thym, le sel et le poivre dans un saladier. Plongez le poulet dans cette préparation pour qu'il soit complètement recouvert. Couvrez et laissez mariner au réfrigérateur pendant au moins 30 minutes, et jusqu'à 6 heures.

Préchauffez votre four à 200°C. Tapissez une plaque de cuisson avec du papier aluminium et vaporisez avec un spray de cuisson antiadhésif. Mettez le poulet sur la plaque.

Laissez au four jusqu'à ce que le poulet soit bien cuit et doré. Servez.

Informations Nutritionnelles:

Calories Totales : 229

Vitamines : Vitamine A 178µg, Vitamine B6 0.4mg, Vitamine B12 1.5µg, Vitamine C 26mg, Vitamine K 113µg

Minéraux : Phosphore 365mg, Sélénium 54µg, Magnésium 32mg

Sucres : 4g

46.   Fettuccini aux Choux de Bruxelles

Faciles et rapides, ces fettuccini aux choux de Bruxelles sont une excellente alternative pour votre dîner télé quotidien. Même s'ils sont souvent décriés, les choux de Bruxelles bien cuisinés sont bien meilleurs que le popcorn, tant par le goût que par les vitamines et minéraux qu'ils apportent.

Ingrédients:

- 350 gr de fettuccini au blé complet, cuites
- 1 cuillère à soupe d'huile d'olive
- 4 tasses de champignons, en rondelles
- 4 tasses de choux de Bruxelles finement tranchés
- 1 cuillère à soupe d'ail émincé
- 2 cuillères à soupe de vinaigre de cerise
- 1 tasse de lait écrémé
- 1 tasse de parmesan râpé

Préparation:

Faites chauffer l'huile dans une grande poêle à feu moyen. Ajoutez les champignons et les choux de Bruxelles et laissez cuire jusqu'à ce que le liquide se soit évaporé, en remuant fréquemment. Ajoutez l'ail et continuez à remuer jusqu'à ce qu'il soit parfumé. Ajoutez le vinaigre de cerise et raclez les morceaux noircis. Portez à ébullition et remuez jusqu'à ce qu'il se soit presque évaporé.

Ajoutez le lait dans la poêle et portez à ébullition. Réduisez le feu et mettez le fromage. Laissez cuire jusqu'à ce qu'il fonde. Versez la sauce dans les pâtes, remuez délicatement. Servez.

Informations Nutritionnelles:

Vitamines : Vitamine B6 .4mg, Vitamine B12 1μg

Minéraux : Phosphore 280mg, Sélénium 32μg, Niacine 6mg, Zinc 3mg, Riboflavine 0.3mg

Sucres : 3g

47.   Saumon Aigre-Doux

Un parfait équilibre de douceur et de fraîcheur. Le saumon est riche en bonnes graisses et en Vitamines B, aidant ainsi à garder un cœur sain au fonctionnement optimal.

Ingrédients:

- 3 cuillères à soupe de miel
- 1 cuillère à soupe de sauce Hoisin
- 4 cuillères à café de moutarde forte
- 1 cuillère à café de vinaigre de riz
- 4 (170gr) filets de saumon

Préparation:

Préchauffez votre four à 220°C.

Mélangez le miel, la sauce Hoisin, la moutarde et le vinaigre de riz dans une petite casserole. Portez à ébullition.

Tapissez une plaque de cuisson avec du papier aluminium et vaporisez avec un spray de cuisson antiadhésif. Mettez-y le poisson et laissez cuire 12 minutes. Sortez du four.

Préchauffez le grill.

A l'aide d'un pinceau de cuisine, répartissez la sauce également sur le saumon. Faites griller 3 minutes, jusqu'à ce qu'il soit ferme. Servez.

Informations Nutritionnelles:

Calories Totales : 518

Vitamines : Vitamine A 137µg, Vitamine B6 1.3mg, Vitamine C 26mg, Vitamine K 125µg,

Minéraux : Niacine 14mg, Phosphore 420mg, Sélénium 46µg, Zinc 3mg

Sucres : 24g

48.   Poitrine de Dinde à la Croûte d'Herbes

Les herbes ne font pas que donner du goût à vos plats, elles sont également riches en nutriments ! Les Vitamines E et K, que l'on trouve dans les herbes fraîches, combinées au poulet, font de ce plat un repas complet.

Ingrédients:

- 500 gr de blancs de dinde, coupés en deux et avec la peau (décongelés si besoin)
- 3 cuillères à soupe de jus de citron vert
- 2 cuillères à soupe d'huile d'olive
- 4 gousses d'ail, émincées
- 1 cuillère à café d'origan séché
- 1/2 cuillère à café d'estragon séché
- 1/2 cuillère à café de poivre rouge écrasé

Préparation:

Préchauffez votre four à 160°C. Vaporisez du spray de cuisson dans un plat en verre. Déposez la dinde dedans.

Dans un bol, mélangez le reste des ingrédients. Répartissez le mélange sur la dinde.

Faites rôtir la dinde, couverte, pendant 20 minutes. Découvrez et continuez à rôtir jusqu'à ce que la viande soit cuite à cœur. Laissez reposer 10 minutes. Coupez et servez.

Informations Nutritionnelles:

Calories Totales : 518

Vitamines : Vitamine A 137µg, Vitamine B6 1.3mg, Vitamine C 26mg, Vitamine K 125µg,

Minéraux : Niacine 14mg, Phosphore 420mg, Sélénium 46µg, Zinc 3mg

Sucres : 24g

49.   Ragoût de Poisson

Excellente alternative au traditionnel ragoût de bœuf, le ragoût de poisson est, lui aussi, plein de vitamines et minéraux auxquels s'ajoutent les bonnes graisses et les Oméga-3 du poisson.

Ingrédients:

- 1 cuillère à café d'huile d'olive
- 1 poivron vert de taille moyenne, en petits morceaux
- 1 carotte de taille moyenne, en rondelles
- 1/2 oignon de taille moyenne, émincé
- 1 (400gr) boite de tomates, en dés
- 1 tasse d'eau
- 1 patate Idaho ou Russet, pelée et coupée en dés
- 1 cuillère à café de sauce Cajun
- 3 (110gr) filets de flétan, en dés

Préparation:

Dans une grande marmite, faites chauffer l'huile à feu moyen-vif. Faites cuire les poivrons, les carottes et les oignons jusqu'à ce que ces derniers soient tendres, tout en remuant fréquemment. Ajoutez les tomates, l'eau et la sauce Cajun. Portez à ébullition. Réduisez le feu et laissez mijoter, couvert, pendant 20 minutes, jusqu'à ce que les pommes de terre soient tendres.

Mettez délicatement le poisson dans la marmite. Laissez cuire, couvert, pendant 5 minutes, jusqu'à ce que le poisson se détache facilement lorsque vous le piquez avec une fourchette. Retirez du feu. Mettez dans des bols et servez.

Informations Nutritionnelles:

Calories Totales : 589

Vitamines : Vitamine B6 0.5mg, Vitamine E 3mg, Vitamine K 50µg

Minéraux : Magnésium 132mg, Phosphore 433mg, Sélénium 85µg, Zinc 4mg

Sucres : 6g

50. Vivaneau Méditerranéen et Salade de Concombres

Adaptation du célèbre régime méditerranéen, ce plat de poisson est frais et plein de saveurs. Les ingrédients typiques de la région, comme l'ail et le concombre, apportent des nutriments supplémentaires et améliorent la fonction cardiaque.

Ingrédients:

- 4 (120gr) filets de vivaneaux
- 2 cuillères à soupe de jus de citron
- 1/2 cuillère à soupe d'origan séché
- 1/4 de cuillère à café de paprika
- 1/2 tasse de sauce
- 3/4 de tasse de concombres, coupés en petits morceaux
- 2 cuillères à soupe de câpres, séchées
- 1/2 cuillère à café de zestes de citron, râpés
- 1 cuillère à soupe d'huile d'olive

Préparation:

Préchauffez votre four à 200°C. Vaporisez du spray de cuisson dans un plat de 30 x 20 x 5-cm.

Mettez le poisson sur une seule couche dans le plat. Versez 2 cuillères à soupe de jus de citron sur les vivaneaux. Saupoudrez d'origan et de paprika.

Faites cuire 10 minutes jusqu'à ce que le poisson se détache facilement à l'aide d'une fourchette. Mettez dans un plat.

Dans un bol, mélangez le reste des ingrédients. Mettez sur le poisson et servez.

Informations Nutritionnelles:

Calories Totales : 317

Vitamines : Vitamine A 337µg, Vitamine B6 0.3mg, Vitamine C 37mg

Minéraux : Phosphore 207mg, Magnésium 6Mg, Thiamine 0.4mg

Sucres : 6g

51.   Salade de Poulet aux Myrtilles

Connues comme étant des super-aliments, les myrtilles sont riches en antioxydants qui aident à maintenir un cœur sain et à protéger les vaisseaux sanguins.

Ingrédients:

- 5 tasses de légumes verts mélangés
- 1 ½ tasse de myrtilles, en deux parts
- 1/4 de tasse d'amandes effilées
- 2 tasses de blancs de poulet cuits coupés en morceaux
- 1/4 de tasse d'huile d'olive
- 1/4 de tasse de vinaigre de cidre
- 2 cuillères à soupe de miel

Préparation:

Dans un saladier, mélangez les légumes, une tasse de myrtilles, les amandes et les blancs de poulet. Remuez bien.

Dans un Blender, mélangez l'huile d'olive, le vinaigre de cidre, le reste de myrtilles et le miel. Mixez jusqu'à obtenir un mélange homogène. Arrosez la salade de quelques cuillères à soupe de sauce. Servez.

Informations Nutritionnelles:

Calories Totales : 589

Vitamines : Vitamine B6 0.5mg, Vitamine E 3mg, Vitamine K 50µg

Minéraux : Magnésium 132mg, Phosphore 433mg, Sélénium 85µg, Zinc 4mg

Sucres : 6g

52. Bavette à l'Avocat et Sauce à l'Orange

Le mélange de l'avocat et de la mangue est parfait avec le bœuf. Ce plat contient du fer, de bonnes graisses et de la Vitamine C afin d'apporter à votre cœur toute l'énergie dont il a besoin pour fonctionner efficacement.

Ingrédients:

- 900 gr de bavette
- 3 cuillères à soupe d'huile d'olive
- 3 cuillères à soupe de jus de citron vert frais, en deux parts
- 1 cuillère à soupe de sauce Hoisin
- 3 gousses d'ail, émincées
- 3 oranges, pelées et coupées en morceaux
- 2 avocats, dénoyautés et écrasés
- 1 échalote, émincée
- 3 cuillères à soupe de persil frais, haché

Préparation:

Placez la viande dans un grand sac congélation zippé.

Mélangez l'huile, 2 cuillère à soupe de jus de citron vert, la sauce Hoisin et l'ail dans un bol. Versez sur les bavettes, fermez le sac congélation et secouez pour que la viande soit bien recouverte. Laissez mariner une heure au réfrigérateur.

Préchauffez votre grill à feu moyen-vif. Sortez les bavettes du sac et jetez la marinade. Faites griller la viande 6 à 7 minutes de chaque côté, jusqu'à ce qu'elle soit cuite à votre goût. Laissez reposer 10 minutes avant de couper en tranches.

Pendant ce temps, mélangez les oranges, les avocats, l'échalote, le persil et 1 cuillère à soupe de jus de citron vert dans un saladier.

Servez la sauce avocat-orange sur la viande.

Informations Nutritionnelles:

Calories Totales : 416

Vitamines : Vitamine B6 1.4mg, Vitamine B12 2.8µg

Minéraux : Phosphore 559mg, Niacine 23mg

Sucres : 7g

53.   Thon Epicé aux Légumes du Sichuan

Excellente alternative au saumon, le thon Ahi est très riche en Vitamines B. Les nutriments que l'on trouve dans ce poisson améliorent la circulation de l'oxygène, et les légumes du Sichuan donnent un supplément d'énergie à ce plat.

Ingrédients:

- 1 (225gr) filet de thon Ahi
- 3 cuillères à soupe de sauce Hoisin
- 2 cuillères à soupe d'huile de graines de sésame grillées
- 2 cuillères à soupe de vinaigre de cidre
- 1 gousse d'ail, émincée
- 1 cuillère à café de gingembre fraîchement râpé
- Une pincée de poivre rouge
- 500 gr de haricots verts frais, équeutés
- 1 poivron rouge, en lamelles
- 1 petit oignon rouge, émincé
- 2 cuillères à soupe de sauce Sichuan

Préparation:

Mélangez une cuillère à soupe de sauce Hoisin, 2 cuillères à soupe d'huile, le vinaigre, l'ail et le gingembre dans un bol. Placez le thon dans le fond d'un plat peu profond et versez la marinade dessus. Laissez reposer au réfrigérateur de 30 minutes à 24 heures.

Préchauffez votre grill à feu moyen-vif. Faites griller le thon jusqu'à ce qu'il soit ferme mais encore un peu rosé au centre.

Portez une casserole d'eau à ébullition et faites cuire les haricots verts pendant deux minutes. Egouttez et rincez à l'eau très froide.

Faites chauffer une grande poêle ou un wok à feu moyen-vif. Ajoutez le reste d'huile de sésame, les haricots verts, les poivrons rouges et les oignons. Ajoutez le reste de sauce Hoisin et de sauce Sichuan et laissez cuire tout en remuant pendant une minute. Servez sur le thon.

Informations Nutritionnelles:

Calories Totales : 441

Vitamines : Vitamine A 216µg, Vitamine B6 1.2mg, Vitamine C 82mg, Vitamine K 183µg

Minéraux : Niacine 14mg, Magnésium 115mg, Phosphore 397mg, Sélénium 32µg

Sucres : 9g

54. Pommes de Terre Farcies du Sud-Ouest

La combinaison des pommes de terre, riches en Bêta-carotène, et des haricots noirs fait de ce plat une grande source d'énergie. Il aidera votre cœur à rester fort et à fonctionner à son maximum.

Ingrédients:

- 3 pommes de terre Russet, lavées
- 1 cuillère à soupe d'huile d'olive
- 1 (425gr) boite de tomates grillées avec leur jus
- 1 tasse de haricots noirs, cuits
- 1 cuillère à café de cumin moulu
- 1 cuillère à café de piment en poudre
- 1/2 cuillère à café d'ail en poudre
- 1/2 tasse de cheddar râpé
- 3 oignons verts, émincés

Préparation:

Préchauffez votre four à 200°C.

Trouez les pommes de terre à l'aide d'une fourchette, badigeonnez d'huile et mettez au four pendant 45-50 minutes, jusqu'à ce qu'elles soient tendres.

Pendant ce temps, mélangez les tomates, les haricots noirs et l'assaisonnement dans un saladier.

Quand les pommes de terres sont cuites, coupez-les en deux dans le sens de la longueur. A l'aide d'une cuillère, retirez la plus grande partie de l'intérieur de la patate et ajoutez à la préparation aux haricots. Mélangez et divisez également la préparation entre les peaux de pommes de terre. Recouvrez de fromage et remettez au four pendant 10-15 minutes, jusqu'à ce que le fromage fonde. Recouvrez d'oignons verts et servez.

Informations Nutritionnelles:

Calories Totales : 518

Vitamines : Vitamine A 137µg, Vitamine B6 1.3mg, Vitamine C 26mg, Vitamine K 125µg,

Minéraux : Niacine 14mg, Phosphore 420mg, Sélénium 46µg, Zinc 3mg

Sucres : 24g

55.   Brochettes de Poulet à la Moutarde au Miel

Plat d'été qui peut être consommé toute l'année, ces brochettes peuvent être cuites au grill ou au four. Grillées, elles dégagent une superbe saveur fumée et sucrée pleine de Vitamine A !

Ingrédients:

- 500 gr de blancs de poulet, désossés, sans peau et coupés en cubes
- 1 poivron rouge, en dés
- 1 oignon rouge, émincé
- 10 tomates cerises
- 3 cuillères à soupe d'huile d'olive
- 1 cuillère à soupe de moutarde de Dijon
- 2 cuillères à soupe de miel
- 1 tasse de semoule à couscous

Préparation:

Préchauffez le four à 190°C. Tapissez une plaque de cuisson avec du papier aluminium et vaporisez avec un spray de cuisson antiadhésif.

Mettez le poulet, les poivrons, les oignons et les tomates en brochettes, en alternant les ingrédients, jusqu'à ce que vous ayez tout utilisé.

Dans un bol, mélangez le reste des ingrédients. A l'aide d'un pinceau de cuisine, badigeonnez sur les brochettes et mettez-les sur la plaque préalablement graissée.

Laissez au four 25 à 30 minutes jusqu'à ce que le poulet soit bien cuit. Servez sur de la semoule.

Informations Nutritionnelles:

Calories Totales : 532

Vitamines : Vitamine A 413µg, B-6 0.6mg, B-12 1.4µg, Vitamine C 76mg, Vitamine K 300µg

Minéraux : Cuivre 850 µg, Fer 4mg, Magnésium 97mg, Niacine 9mg, Phosphore 599mg, Sélénium 46µg, Zinc 4mg

Sucres : 12g

56.   Chili du Sud-Ouest Cuit lentement

Plat rapide pour les nuits d'hiver, ce chili vous gardera bien au chaud et aidera votre cœur à bien fonctionner. Riche en Fer et en protéines, il aide à conserver des vaisseaux sanguins en bonne santé, permettant une circulation sanguine optimale.

Ingrédients:

- 500 gr de blancs de dinde, hachés et cuits
- 1 tasse de haricots rouges
- 1 gousse d'ail, émincée
- 1/2 tasse d'oignons, émincés
- 3 tasses de bouillon d'os de poulet
- 1 1/2 tasse de grains de maïs
- 1/2 tasse de poivrons rouges, en dés
- 2 cuillères à soupe de piment en poudre
- 1 cuillère à café de cumin

Préparation:

Mettez tous les ingrédients dans une mijoteuse et laissez cuire à feu doux pendant 6 à 8 heures ou à feu vif pendant 4 heures. Servez.

Informations Nutritionnelles:

Calories Totales : 310

Vitamines : Vitamine D 9µg, Vitamine E 4mg, Vitamine K 62µg

Minéraux : Phosphore 223mg, Sélénium 21µg, Niacine 5mg

Sucres : 6g

57.   Wrap de Légumes aux Epinards Balsamiques

Le vinaigre balsamique apporte à ces wraps de légumes un petit plus qui en font un délicieux repas léger et rapide. Avec leurs différents légumes, ces wraps contiennent une grande variété de vitamines et de minéraux pour optimiser votre fonction cardiaque.

Ingrédients:

- 1 cuillère à soupe d'huile d'olive
- 1 petite courgette, en rondelles
- 1 poivron rouge, en lamelles
- 1 petit oignon, en rondelles
- 1/4 de tasse de champignons, coupés en petits morceaux
- 1/2 tasse d'épinards
- 2 gousses d'ail, émincées
- 2 cuillères à soupe de miel
- 1/4 de tasse de vinaigre balsamique
- 2 grandes tortillas de blé complet

Préparation:

Faites chauffer l'huile d'olive dans une poêle à feu moyen. Mélangez tous les ingrédients à l'exception du miel, du vinaigre et des tortillas. Laissez cuire jusqu'à ce que les légumes soient tendres.

Dans une petite casserole, mélangez le miel et le vinaigre. Laissez cuire à feu moyen, puis portez à ébullition et laissez mijoter jusqu'à ce que la préparation épaississe un peu. Remuez fréquemment.

Sur le plan de travail, étalez-les tortillas. Divisez les légumes entre les tortillas et arrosez de sauce au vinaigre et au miel. Repliez les bords et roulez pour former des burritos. Servez.

Informations Nutritionnelles:

Calories Totales : 522

Vitamines : Vitamine A 284µg, Vitamine B6 0.6mg, Vitamine C 99mg, Vitamine K 190µg

Minéraux : Potassium 1047mg, Phosphore 283mg

Sucres : 44g

58. Flétan aux Pois Chiches et aux Tomates

Les tomates sont une bonne source de Vitamine C et peuvent être intégrées à n'importe quel plat. Essayez de les combiner aux pois chiches et au flétan pour changer, ou juste pour avoir un petit surplus de Vitamines C.

Ingrédients:

- 2 cuillères à soupe d'huile d'olive
- 1 oignon vert, finement émincé
- 8 tomates cerises, coupées en 4
- 4 feuilles de sauge fraîches, hachées
- 1 tasse de pois chiches
- 2 (270gr) filets de flétan

Préparation:

Faites chauffer la moitié de l'huile et les oignons dans une casserole à feu moyen. Faites revenir jusqu'à ce que les oignons verts soient translucides. Ajoutez les tomates, la sauge et les pois chiches. Retirez du feu et couvrez pour maintenir au chaud.

Dans une autre casserole, faites chauffer le reste d'huile à feu moyen-vif. Faites revenir le poisson des deux côtés pour qu'il dore. Il doit être bien cuit et se détacher facilement.

Mettez les pois chiches dans un plat, recouvrez du poisson et servez.

Informations Nutritionnelles:

Calories Totales : 229

Vitamines : Vitamine A 178µg, Vitamine B6 0.4mg, Vitamine B12 1.5µg, Vitamine C 26mg, Vitamine K 113µg

Minéraux : Phosphore 365mg, Sélénium 54µg, Magnésium 32mg

Sucres : 4g

59.   Rolls de Lasagnes

Ces lasagnes garderont votre cœur actif grâce à ses apports en vitamines et minéraux. Chaque roll est une portion parfaite pour un dîner individuel ou en complément d'un repas de famille.

Ingrédients:

- 10 pâtes à lasagnes au blé complet, cuites
- 1 (680gr) pot de sauce marinara
- 1 cuillère à soupe d'huile d'olive
- 2 gousses d'ail, émincées
- 6 tasses d'épinards, hachés
- 1 tasse de ricotta
- 1 1/2 mozzarella, émiettée
- 1/2 tasse de fromage frais (type 'cottage') ou de fromage blanc
- 1 blanc d'œuf
- 1 cuillère à café d'origan séché
- 1/4 de tasse de parmesan râpé

Préparation:

Préchauffez le four à 220°C. mettez 1 1/4 tasse de sauce marinara dans un grand plat.

Faites chauffer l'huile dans une grande poêle à feu moyen-doux. Faites sauter l'ail jusqu'à ce qu'il soit odorant, environ 1 minute. Ajoutez les épinards et faites revenir environ 3 minutes, ils doivent être un peu flétris.

Dans un grand saladier, mélangez l'ail, les épinards, la ricotta, une tasse de mozzarella, le fromage frais, le blanc d'œuf, l'origan, le sel et le poivre.

Déposez du papier cuisson sur le plan de travail. Mettez les pâtes de lasagnes à plat, ajoutez 1/4 de tasse de la préparation au fromage et épinards sur chaque pâte. Répartissez bien sur toute la surface. Roulez les pâtes et placez-les, ouverture vers le bas et sans se toucher, dans le plat de sauce. Répartissez généreusement 1 tasse de sauce marinara par-dessus les rolls et saupoudrez du reste de mozzarella et parmesan.

Couvrez avec de l'aluminium et laissez cuire 20 minutes, jusqu'à ce que le fromage soit fondu et doré. Vous pouvez servir les rolls avec le reste de sauce marinara.

Informations Nutritionnelles:

Calories Totales : 518

Vitamines : Vitamine A 137µg, Vitamine B6 1.3mg, Vitamine C 26mg, Vitamine K 125µg,

Minéraux : Niacine 14mg, Phosphore 420mg, Sélénium 46µg, Zinc 3mg

Sucres : 24g

60.   Salade de Betteraves Rôties au Agrumes

La douceur du miel et l'amertume de l'orange se marient parfaitement dans cette salade. Les betteraves sont riches en Nitrates, qui ouvrent les vaisseaux et aident à augmenter le flux sanguin vers le cœur et les organes.

Ingrédients:

- 2 betteraves rouges, pelées et coupées en gros dés
- 2 betteraves dorées, pelées et coupées en gros dés
- 2 cuillères à soupe d'huile d'olive
- 1 cuillère à soupe de romarin frais, haché
- 1 cuillère à soupe de zestes d'oranges
- 3 tasses d'épinards
- 1 grosse orange, pelée et coupée en quartiers
- 1/4 de tasse de noix
- 1/4 fromage de chèvre frais, émietté
- 2 cuillères à soupe de miel
- 2 cuillères à soupe de vinaigre balsamique

Préparation:

Préchauffez votre four à 230°C.

Mélangez les betteraves avec l'huile d'olive, le romarin et les zestes d'orange. Mettez au four 20 à 25 minutes en remuant toutes les 10 minutes. Les betteraves doivent être tendres. Retirez du feu et laissez complètement refroidir.

Dans un saladier, mélangez les betteraves cuites, les épinards, les oranges, les noix et le fromage. Mettez dans des bols à service. Arrosez de miel et de vinaigre avant de servir.

Informations Nutritionnelles:

Calories Totales : 473

Vitamines : Vitamine A 292µg, Vitamine C 56mg, Vitamine K 238µg

Minéraux : Magnésium 114mg, Phosphore 232mg

Sucres : 38g

61.   Pâtes aux broccolinis et Parmesan

Si vous aimez les brocolis, vous allez adorer les broccolinis ! C'est un légume hybride entre un brocoli et un chou frisé qui contient les nutriments de chacun d'entre eux. Cela en fait une source riche de Vitamines C et K – essentielles à une bonne fonction cardiaque.

Ingrédients:

- 1 cuillère à soupe d'huile d'olive
- 2 tasses de broccolinis, hachés
- 2 gousses d'ail, émincées
- 250 gr de linguinis au blé complet,
- 2 cuillères à soupe de pesto
- 1/2 tasse de parmesan râpé

Préparation:

Faites chauffer l'huile dans une poêle à feu moyen. Ajoutez les broccolinis et l'ail. Faites cuire jusqu'à ce que les broccolinis commencent tout juste à s'attendrir. Ajoutez les linguinis et laissez chauffer. Versez le pesto et les 3/4 du parmesan. Mettez dans des bols et saupoudrez de parmesan. Servez.

Informations Nutritionnelles:

Calories Totales : 332

Vitamines : Vitamine C 40mg, Vitamine K 56 μg

Minéraux : Phosphore 266mg, sélénium 45μg

Sucres : 2g

62. Sandwich d'Œufs Pochés au Seigle et à la Roquette

Ce sandwich est crémeux, croquant et plein de vitamines et minéraux ! Le seigle est très nutritif et apporte au cœur un petit extra de Magnésium, qui prévient la dégénérescence de la fonction cardiaque.

Ingrédients:

- 1/4 de tasse de feta
- 2 cuillères à soupe de parmesan râpé
- 1/4 de cuillère à café de thym séché
- 1 cuillère à soupe de jus de citron, en deux parts
- 3 tasses d'eau
- 2 cuillères à soupe de vinaigre de cidre
- 2 œufs
- 1 tasse de roquette
- 1/4 de cuillère à café de poivre de Cayenne
- 4 tranches de pain de seigle

Préparation:

Emiettez la feta et mélangez-la au parmesan, au thym et à la moitié du jus de citron.

Mélangez la roquette avec l'huile et le reste de jus de citron.

Portez l'eau et le vinaigre à ébullition dans une casserole de taille moyenne. Réduisez à feu doux. Créez un petit tourbillon dans l'eau et, alors qu'elle tourne encore, cassez les œufs un par un dans la casserole. Retirez du feu et laissez reposer 5 à 8 minutes selon votre goût.

Répartissez la roquette de manière égale sur chaque tranche du pain de seigle. Mettez ensuite la préparation à base de feta. Avec une cuillère trouée, retirez les œufs de l'eau et mettez-les sur la feta. Saupoudrez de poivre de Cayenne et servez.

Informations Nutritionnelles:

Calories Totales : 212

Vitamines : Vitamine B12 0.9mg

Minéraux : Phosphore 232mg, sélénium 28 µg, Riboflavine 0.5mg

Sucres : 2g

63.   Thon Ahi Grillé à la Salade de Concombres

La fraîcheur des concombres s'équilibre à merveille avec les bonnes graisses du thon pour créer une combinaison parfaite de vitamines et minéraux essentiels au bon fonctionnement du cœur.

Ingrédients:

- 4 (170gr) steaks de thon frais
- 2 cuillères à soupe de sauce Cajun
- 2 cuillères à soupe d'huile d'olive
- 2 cuillères à soupe de graines de sésame
- 2 concombres, en rondelles
- 1 oignon rouge, en fine rondelles
- 1 cuillère à soupe d'huile de sésame

Préparation:

Rincez et séchez le thon. Saupoudrez de sauce Cajun et laissez reposer 10 minutes.

Pendant ce temps, faites griller les graines de sésame. Pour cela, mettez-les dans une casserole à feu moyen pendant 3 minutes. Réservez.

Dans un saladier, mélangez les concombres, les oignons rouges, les graines de sésame et l'huile de sésame.

Faites chauffer l'huile à feu moyen-vif. Faites revenir le thon jusqu'à ce qu'il soit ferme et qu'il se détache facilement. Servez avec la salade de concombres et sésame.

Informations Nutritionnelles:

Calories Totales : 518

Vitamines : Vitamine A 137µg, Vitamine B6 1.3mg, Vitamine C 26mg, Vitamine K 125µg,

Minéraux : Niacine 14mg, Phosphore 420mg, sélénium 46µg, Zinc 3mg

Sucres : 24g

64.   Penne Grillées aux Légumes

Grâce à sa variété de légumes, ce plat de pâtes tout simple est riche en Aminoacides essentiels, en vitamines, en minéraux, et en goût ! Avec cette recette, vous êtes sûr de booster votre fonction cardiaque.

Ingrédients:

- 280 gr de penne de blé complet
- 1 tasse de tomates cerises, coupées en deux
- 1 tasse d'asperges, coupées en morceaux
- 1 poivron rouge, en lamelles
- 1 oignon violet, en rondelles
- 1 gousse d'ail, émincée
- 1/2 cuillère à soupe d'huile d'olive
- 1 cuillère à soupe de pesto

Préparation:

Préchauffez votre four à 200°C.

Mettez les asperges, les tomates, l'ail, le poivre et les oignons dans une poêle allant au four ou dans un plat. Arrosez d'huile d'olive et laissez rôtir 15 minutes, jusqu'à ce que les légumes soient dorés et les asperges tendres. Sortez du four.

Mélangez le pesto, les pâtes et les légumes et servez.

Informations Nutritionnelles:

Calories Totales : 315

Vitamines : Vitamine A 210 µg, Vitamine B6 0.5mg, Vitamine B12 0.9 µg, Vitamine K 98µg

Minéraux : Calcium 444mg, Potassium 1050mg, Riboflavine 0.5mg, Niacine 6mg

Sucres : 15g

AUTRES TITRES DU MEME AUTEUR

70 Recettes Efficaces pour Prévenir et Traiter le Surpoids : Brûler les Graisses Rapidement grâce à un Régime Adapté et une Alimentation Intelligente

Par

Joe Correa CSN

48 Recettes pour se Débarrasser de l'Acné : Le Moyen Rapide et Naturel de Régler vos Problèmes d'Acné en Moins de 10 Jours !

Par

Joe Correa CSN

41 Recettes pour prévenir Alzheimer : Réduit ou Elimine vos Symptômes de l'Alzheimer en 30 Jours ou moins !

Par

Joe Correa CSN

70 Recettes Efficaces Contre le Cancer de Sein : Prévenez et Combattez le Cancer du Sein grâce à une Alimentation Intelligente et à des Aliments Puissants.

Par Joe Correa CSN